睡眠専門医が考案した

いびきを自分で治す方法

睡眠専門医
白濱龍太郎

アスコム

あなたは、いびきについてどのくらい知っていますか？

Q1	いびきをかいていると、 突然死のリスクが高まる	○ or ×
Q2	いびきは舌の筋肉が 弱ることで発生する	○ or ×
Q3	仰向けと横向きだと、 横向きのほうがいびきをかきにくい	○ or ×
Q4	いびきをかくと はげやすくなる	○ or ×
Q5	いびきがうつ病の 引き金になることがある	○ or ×
Q6	いびきは隣で寝ている人の 血圧も上げてしまう	○ or ×
Q7	いびきは 不妊やEDの原因になる	○ or ×
Q8	タバコを吸う人は、 いびきをかきやすい	○ or ×

答え　すべて「○」

はじめに

みなさんこんにちは、睡眠の専門医の白濱龍太郎です。

私は今まで、1万人を超える方々に睡眠に関する治療を行ってきました。そのなかで培った経験や知識をまとめた『誰でも簡単にぐっすり眠れるようになる方法』は、おかげ様で13万部を超えるベストセラーとなり多くの方々に実践していただきました。

睡眠に悩む方が非常に多いということを改めて実感し、さらなる睡眠の改善のために、このたび第2弾の書籍を執筆しました。

今回のテーマは、**いびき**です。

いびきは、人間が睡眠時に呼吸をする際、気道が狭(せば)まった箇所を空気が通過するときに生じる摩擦音で、条件がそろえば誰にでも発生する可能性があります。

本書を手にされているということは、ご自身がいびきの悩みを抱えているか、あるいは周囲にいびきの激しい人がいるかのどちらかでしょう。

そしておそらく、そのいびきは「うるさい」と表現できるレベルにあるはずです。

程度の差こそあれ、いびきをかくことを自覚している人は大勢いらっしゃいますが、そのほとんどが事態を深刻には考えていません。

他人に聞かれたら恥ずかしい。

家族にちょっと申し訳ない。

悩みといっても、たいていがこの程度のものでしょう。

しかし、ここで認識を改めてください。

実は、いびきはみなさんが想像している以上にやっかいなもので、さまざまなリスクを抱えています。

重症化すると、ゆくゆくは死の危険にさらされる可能性もゼロではありません。

いびきをほったらかしにしておいて、いいことはなにひとつないのです。

詳しい理由はＰＡＲＴ４にて詳述していますが、まず、いびきの放置は睡眠時無呼吸症候群に直結します。

生じる可能性のあるリスクや弊害

日中の
強い眠気、
注意力散漫

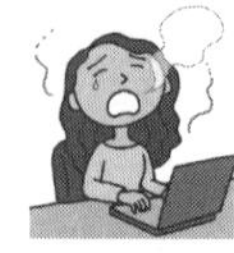

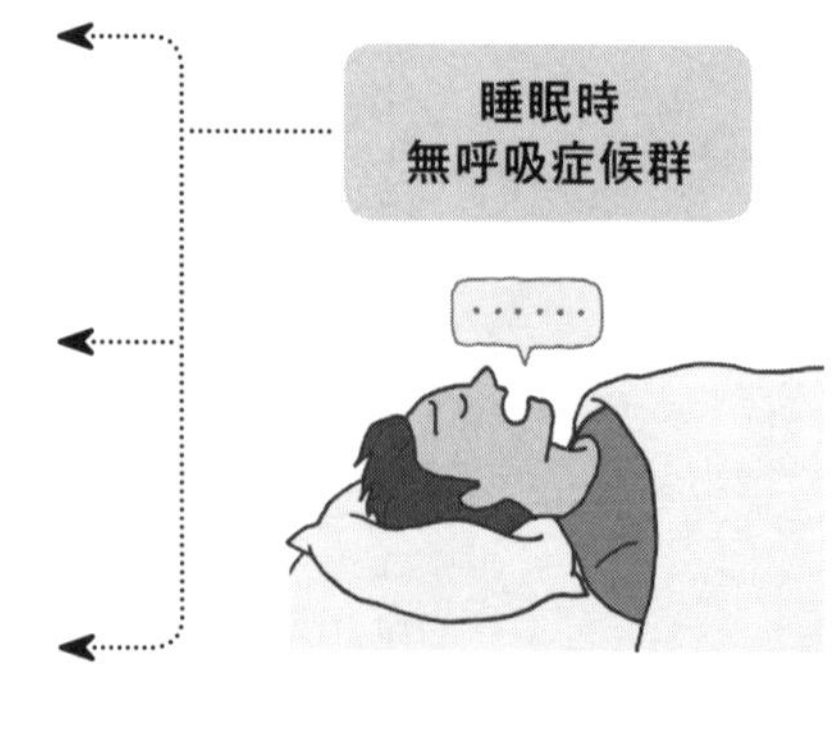

高血圧、
心臓疾患

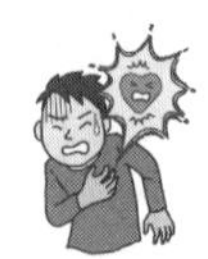

糖尿病

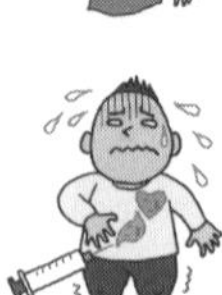

これは、読んで字のごとく「眠っているときに一時的に呼吸が止まってしまう病気」で、**軽症患者や自覚症状のない予備軍も含めると、日本人の5人に1人がこの病気を患っているといわれています。**

このうち、専門医療機関による治療が必要とされる人は推定340万人いるのですが、実際に通院して治療を受けている人は約40万人しかいません。

そう、ほとんどの重症患者が、いびき、ひいては睡眠時無呼吸症候群を放置しているのが現状なのです。

この病気を発症すると、日中に強い眠

いびきを放置することによって

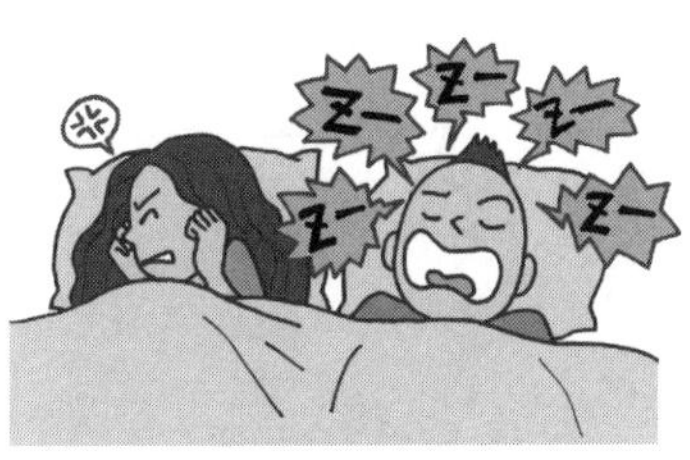

パートナーに与えるストレス

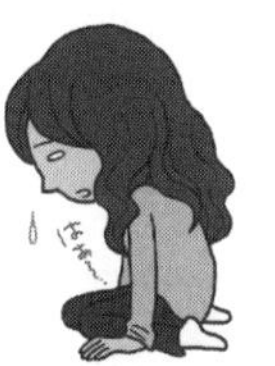

うつ病

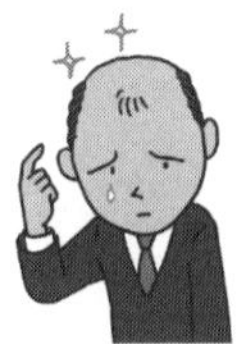

AGA（男性型脱毛症）

気に襲われ、注意力が散漫になります。

当然、仕事や勉強ははかどりません。

そして、**高血圧症や、動脈硬化の進行にともなう狭心症や心筋梗塞などの循環器系疾患、糖尿病などの代謝系疾患をまねく**こともあります。先ほど死の危険について言及しましたが、決して大げさではないことがおわかりいただけるでしょう。

また、うつ病やＡＧＡ（男性型脱毛症）とも無関係ではありません。

さらには**同じ部屋で寝ている家族やパートナーにもストレスを与え、血圧を上昇させてしまう事例も**確認されています。

このように、

いびきを放っておくと、
自分が病気になるだけでなく
家族やパートナーなど、
周囲の人々をも不幸にしかねない

のです。

よって、いびきをかくことを自覚している人、他人からいびきのことを指摘された経験のある人は、すぐにいびきを治すように努めてください。

いびきから解放されれば確実に、今よりも幸せな人生を送れるようになるでしょう。

いびきの治療は、専門医療機関で受けていただくのが望ましいのですが、いきなり病院に行くのはハードルが高いでしょうし、なかには今のところ軽症という人もいらっしゃるはずです。ですので、私は**病院に行く前にまず、自分でいびきを治すことを目指す効果的な方法**を考案しました。

それが、本書のＰＡＲＴ１で紹介している「いびき解消メソッド」です。

誰でもすぐに、なおかつ手軽に取り組めるメソッドで、実際にモニターの方に試してもらったところ、次のような効果がありました。

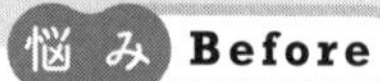

悩み Before

自分のいびきにともない、
夜中に起きてしまうことがある。

口呼吸になりやすく、
朝起きるといつも口の中がカラカラ。

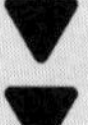

「いびき解消メソッド」を1週間続けると

いびきは着実に改善され、
歯ぎしりも少なくなった気がする。

呼吸が楽になり、 夜中に
目を覚ます回数が減った。

朝起きたときに口の中が
乾きにくくなった。

31歳 女性

悩み Before

夫に「けっこういびきをかいている」と
指摘された。

仕事が忙しく
生活リズムが乱れがちで寝付きが悪い。

「いびき解消メソッド」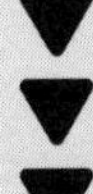を1週間続けると

こんな効果が! After

夫から「いびきをかかなくなったね」と
言われた。

寝付きが良くなり、
目覚めたときのすっきり感が増した。

生活リズムが改善されたことで、
ぐっすり眠れるようになり、仕事もはかどるように。

いびきの原因を取り除く、最も簡単で効果的な方法

いびきを治すためにはどうすればいいか?

それは言わずもがな、いびきの原因を排除することです。

当然、誰でも100%治るという方法はありませんが、最初からまったく太刀打ちできないわけではありません。自力でできること、改善に導く方法はたくさんあります。

いびきの原因は、骨格的なもの、体格的なもの、体質的なものなど、いくつか挙げられます。日本人の無呼吸患者の3割はやせ型とわかっており、骨格的な要素が強いのですが、なんといっても影響力が大きいのは肥満。太ることによってのどの周りに脂肪がつき、気道が狭くなってしまうからです。

いびきを発症する確率は、女性よりも男性、若年層よりも中高年のほうが高いというデータが出ていますので、いわゆる〝太ったおじさん〟がいちばん危険ということになります。

しかし、人間「やせろ」と言われても、簡単に実行に移せるものではありません。なにかしらのダイエットにトライしたことのある人なら、目標を達成することがいかに大変かをご理解されていることでしょう。

だから私は、無理なダイエットは推奨しません。

「いびき解消メソッド」を考案するにあたり、とくに強く意識したのは、**「十分な効果が期待できること」**と**「誰でも無理なく毎日実践できること」**です。

「これなら自分にもできそうかな」「やってみようかな」と思っていただくことが大事。継続しやすいこともまた、このメソッドの大きな特徴であり、強調したいセールスポイントでもあります。

そうして完成した「いびき解消メソッド」は、次の3ステップで構成されています。

舌の筋トレを行うことによって舌を強化し、舌根沈下(ぜっこんちんか)という、気道を狭めてしまう

いびき解消メソッド

舌の筋トレ

シムスの体位による睡眠

朝食に1杯のみそ汁を飲む

現象を防ぎます。

シムスの体位という横向きの体位で寝ることによって、これまた舌根沈下を防ぎ、スムーズな呼吸を促します。

朝食に1杯のみそ汁を飲むことによって、睡眠ホルモンの一種であるメラトニンの分泌を促し、睡眠の質を向上させます。

就寝前の舌の筋トレ→就寝時のシムスの体位→起床後の1杯のみそ汁

この一連の流れをワンセットとしてとらえ、毎日コツコツ継続していけば、いびきを排除できる可能性が高まるのです。

いびきに悩んでいる人、いびきをかいている自覚のある人は、今日から早速「いびき解消メソッド」を試してみてください。また、周囲にいびきをかく人がいたら、放置することの危険性を伝え、ぜひともこのメソッドを教えてあげてください。

症状が改善されれば言うことなしですし、あまり効果が見られなかった場合は、それはもしかすると専門医療機関による治療が必要な重症レベルである可能性を示唆しているかもしれませんので、自分の状態を認識するきっかけとしても、トライした意味はおおいにあるでしょう。

いずれにせよ、いびきの改善に取り組むことは、あなたの人生をより良い方向に導いてくれることでしょう。

PART 4

放置は危険！本当はこわい、いびきの真実 …… 81

PART 5

いびきをかかない体をつくる生活習慣 135

PART 1

簡単なのに
効果バツグン!

「いびき解消メソッド」のやり方

「いびき解消メソッド」は誰でも手軽に、思い立ったその日から実践できる方法です。

就寝前、就寝時、起床後に3つのことを毎日続けることによって、いびきが軽減する可能性を高めてくれます。

解消メソッドはこちら！

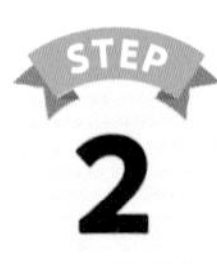

STEP 1

舌の筋トレ

1 舌の前後運動
2 舌の上下運動
3 舌の回転運動
4 舌、あごの運動
5 頬（ほお）の運動

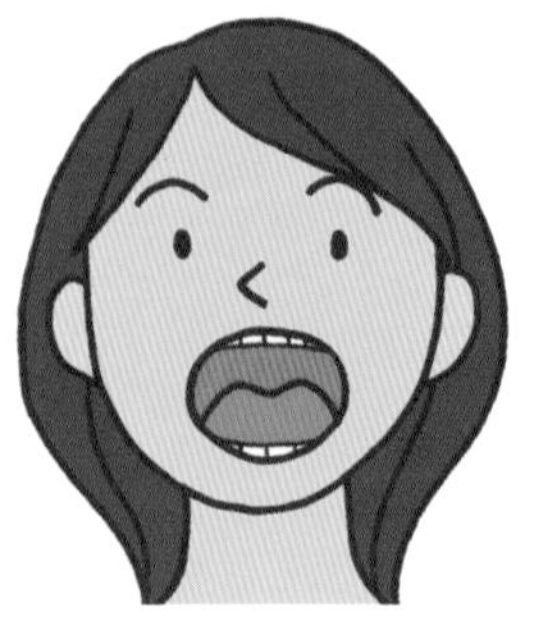

STEP 2

シムスの体位による睡眠

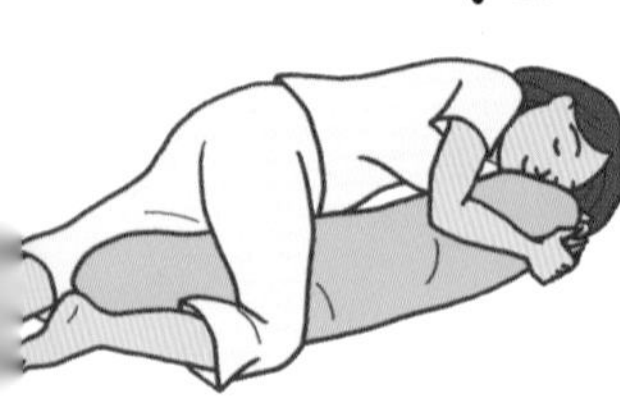

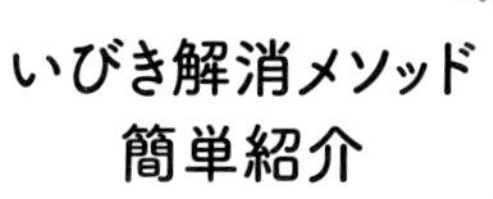

たった3つのステップ!

いびき

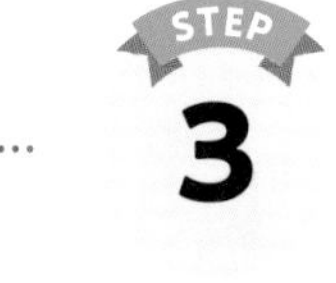

朝食に1杯のみそ汁を飲む

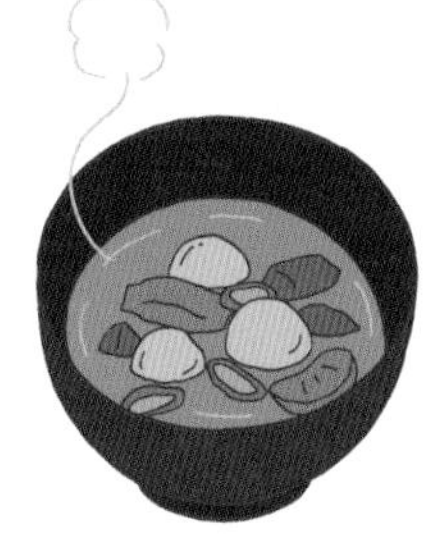

1週間でいびきが軽減!

1 舌の筋トレ

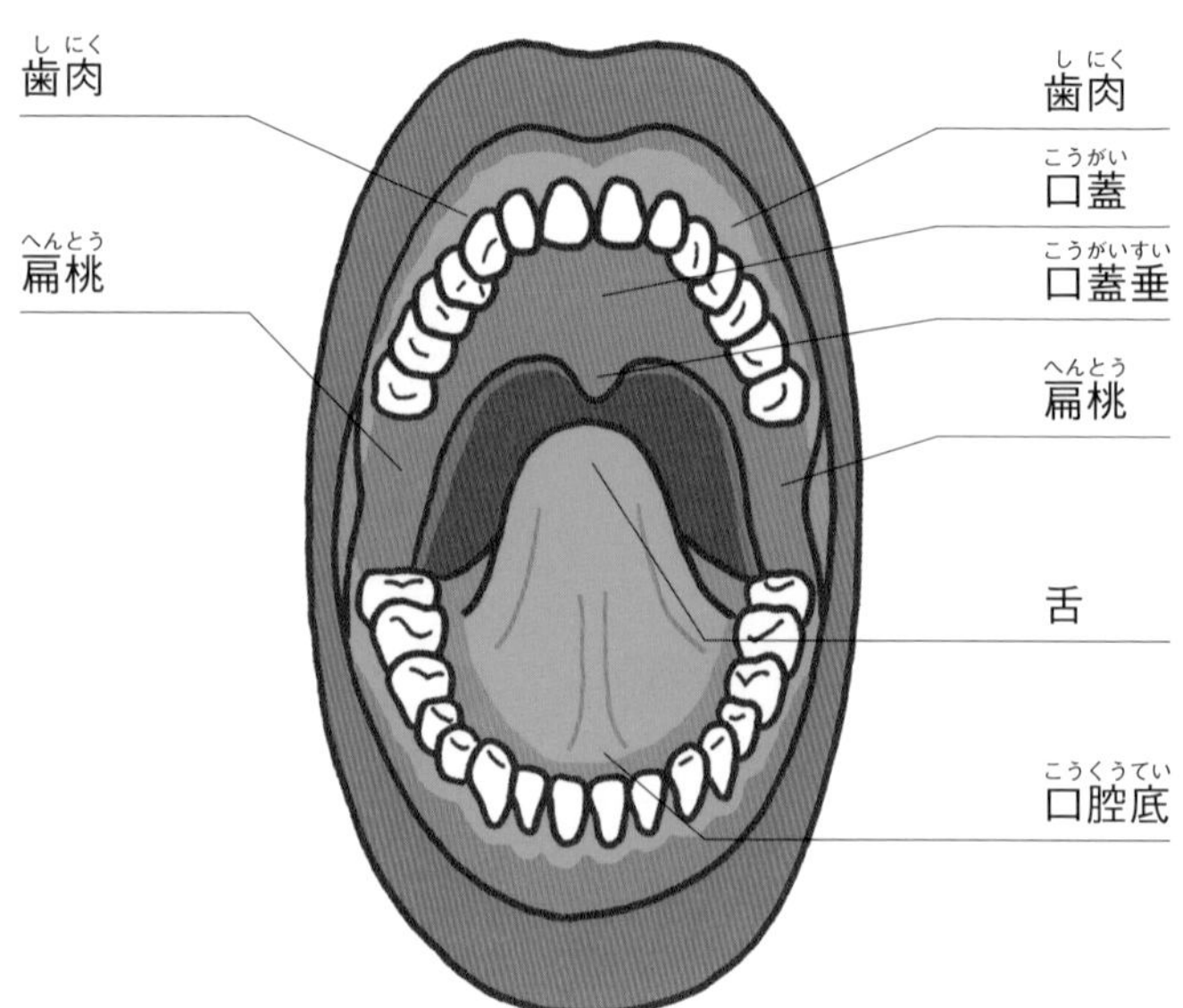

舌の筋肉が弱くなると、睡眠時に舌がのどの奥に落ちる舌根沈下（ぜっこんちんか）という現象を起こしやすくなり、それにより気道が狭くなります。気道の狭窄（きょうさく）は、いびきの大きな原因。舌の筋肉を鍛えることによって、舌根沈下を防ぎましょう。

1 舌の前後運動

口を開けて舌を前に突き出して5秒キープ、ひっこめて5秒キープ（ひっこめるときは舌の先端を上の歯の裏にくっ付けて、そのまま後ろに引っ張る感じで）を3セット繰り返す。

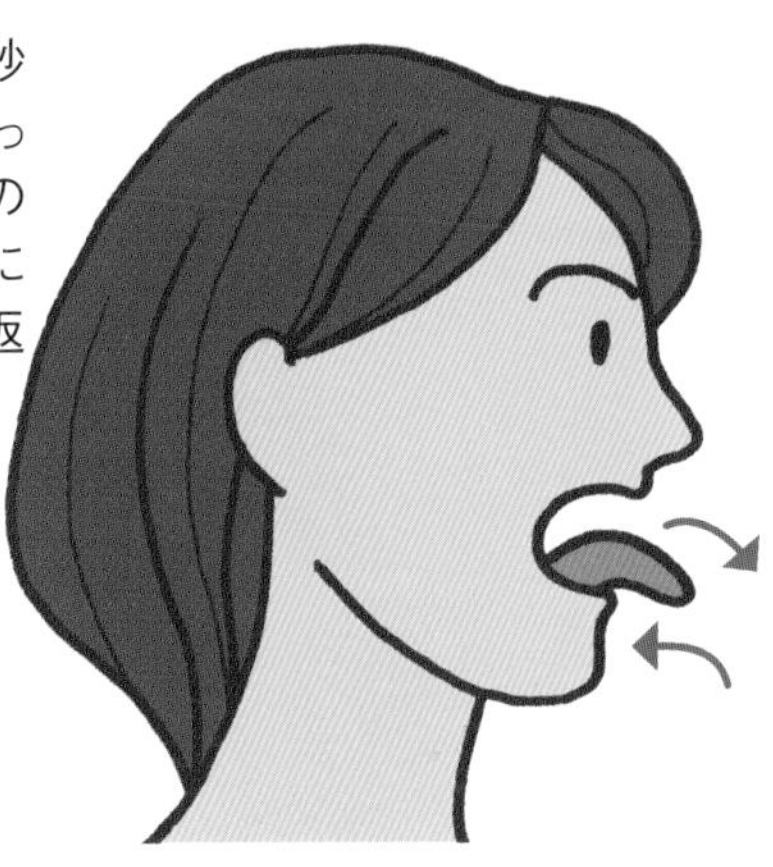

2 舌の上下運動

口を開けて、舌を上あご（なるべく口蓋全体）に押し付けて10秒キープ、舌を下あご（口腔底）に押し付けて10秒キープを3セット。

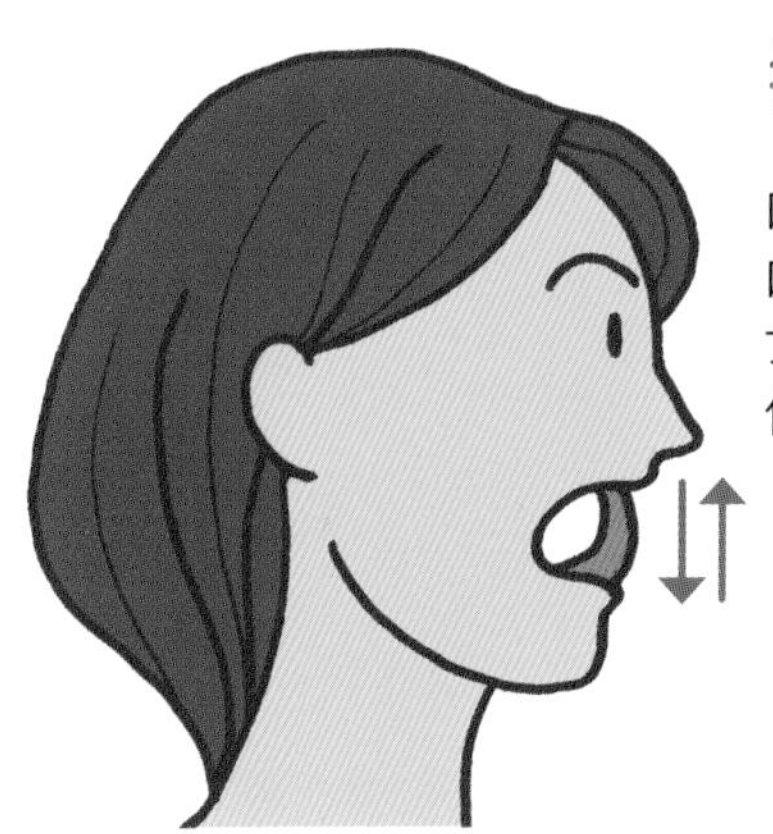

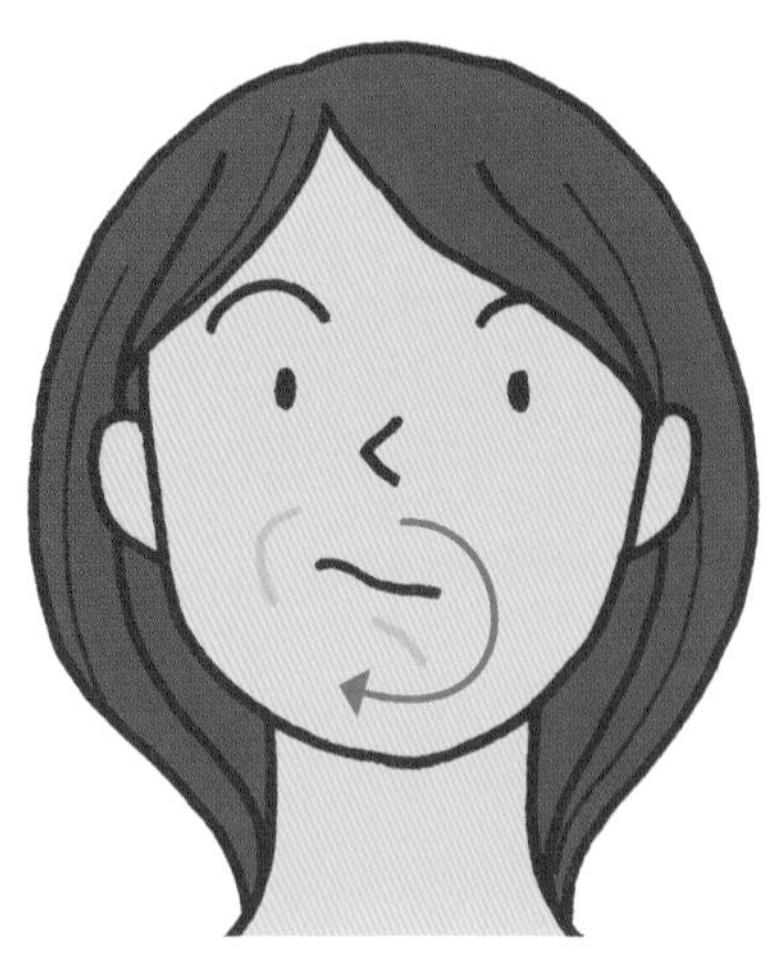

3 舌の回転運動

口を閉じたまま口の中でゆっくり舌をぐるっと回転させる（3回）。
舌で歯の表面と歯茎を舐めまわす感じで。

4 舌、あごの運動

口を大きく開けて「あーいーうーえーおー」と言いながら、顔と口の筋肉を大きく動かす。これを3回繰り返す（※舌やあごを痛めないように、無理のない範囲で）。

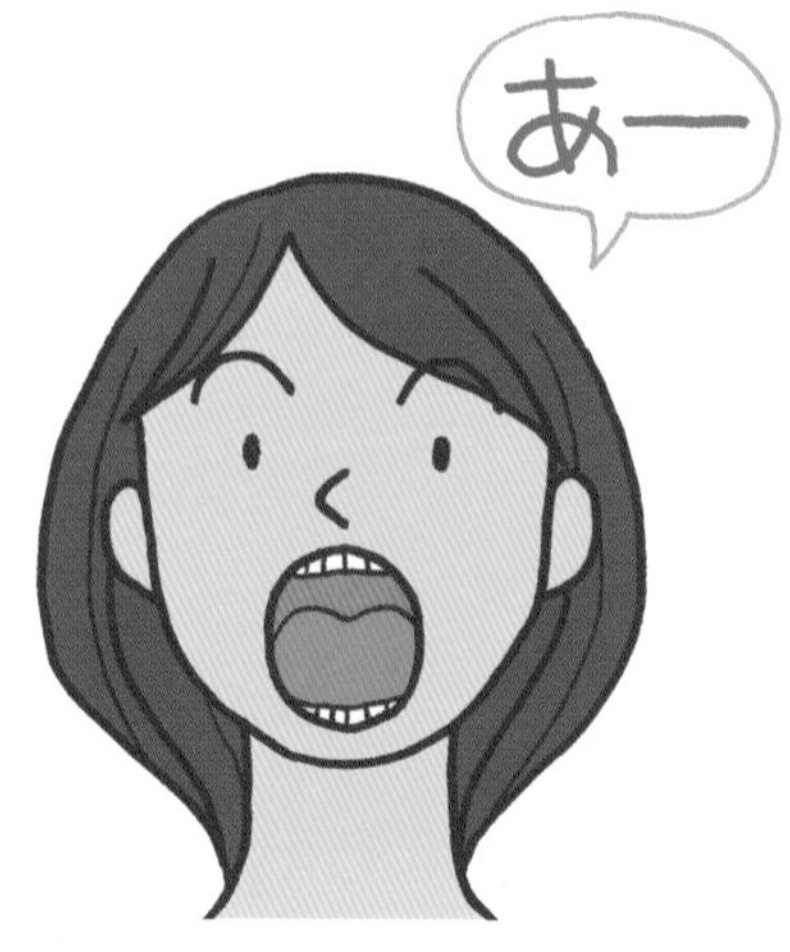

5 頬の運動

口を閉じて頬を大きく膨らませて5秒キープ、すぼめて5秒キープを3セット繰り返す。

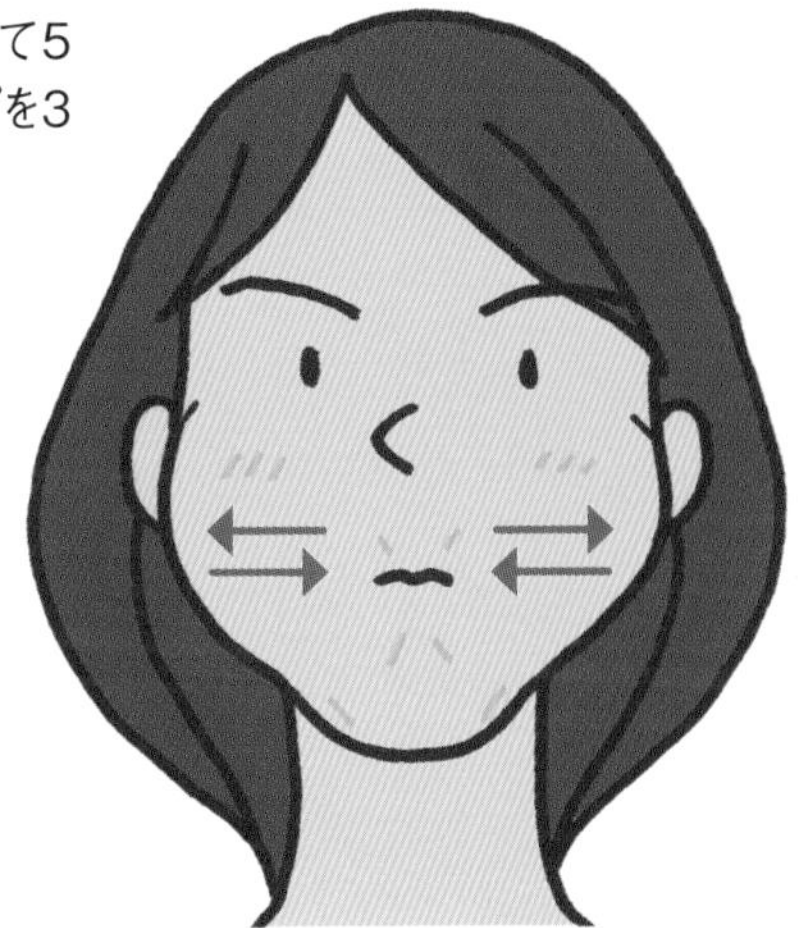

番外編

お気に入りの曲をラ行で歌おう!

例えば、Aメロは「ラ」、Bメロは「リ」、Cメロは「ル」、1番のサビは「レ」、2番のサビは「ロ」というようにマイルールを決めて歌ってみましょう。ラ行の発声は舌をたくさん動かすため、良いトレーニングになります。

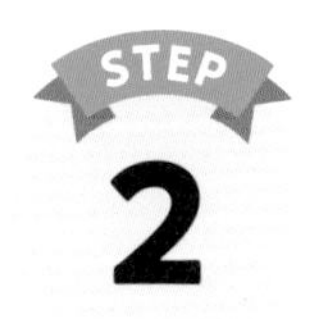

シムスの体位による睡眠

抱き枕を利用した理想の姿勢

① 左半身を下にする。抱き枕を深く抱えすぎてうつぶせにならないように

② 上側の脚のひざを曲げるのがポイント

③ 下側の脚は安定感を持たせるためにまっすぐに

※注…肥満体型の方、太り気味の方は左側を下にすることを推奨します。標準的な体型の方は、左右どちらでも寝やすいほうで構いません。

シムスの体位とは、妊娠中期以降のお腹の大きくなった妊婦さんにとってベストとされる睡眠時の横向きの体位です。体を横向きにして寝て、上側にくる脚のひざを曲げて前に出し、下側にくる脚をまっすぐ伸ばすと安定感が出ます。

抱き枕を利用すると、シムスの体位をキープしやすいです。

抱き枕がない場合は、夏用のふとんを丸めてバスタオルでくるみ、両端をひもで結んで代用品を自作するの

シムスの体位による睡眠をサポートするグッズ

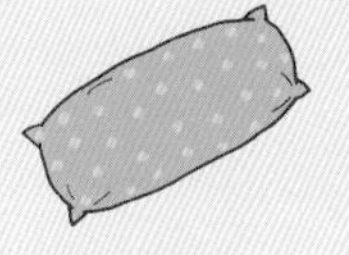

クッション

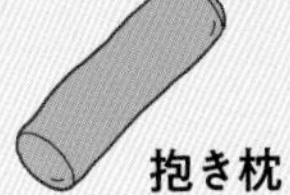

抱き枕

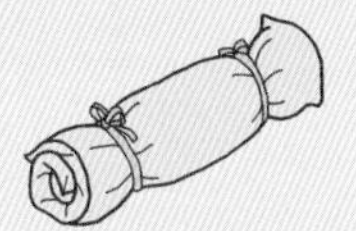

手づくり抱き枕

夏用のふとんなどを丸めて
バスタオルでくるみ、
両端をひもで縛る

こんな裏ワザも!!

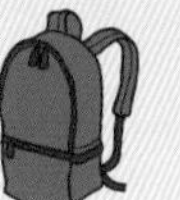

リュック

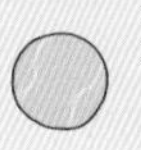

テニスボール

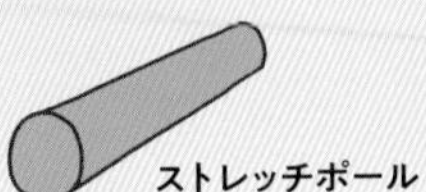

ストレッチポール

抱き枕がない場合はクッションを活用。両ひざの間にクッションを挟み込むと横向きの姿勢をとりやすい

こんな姿勢でもOK

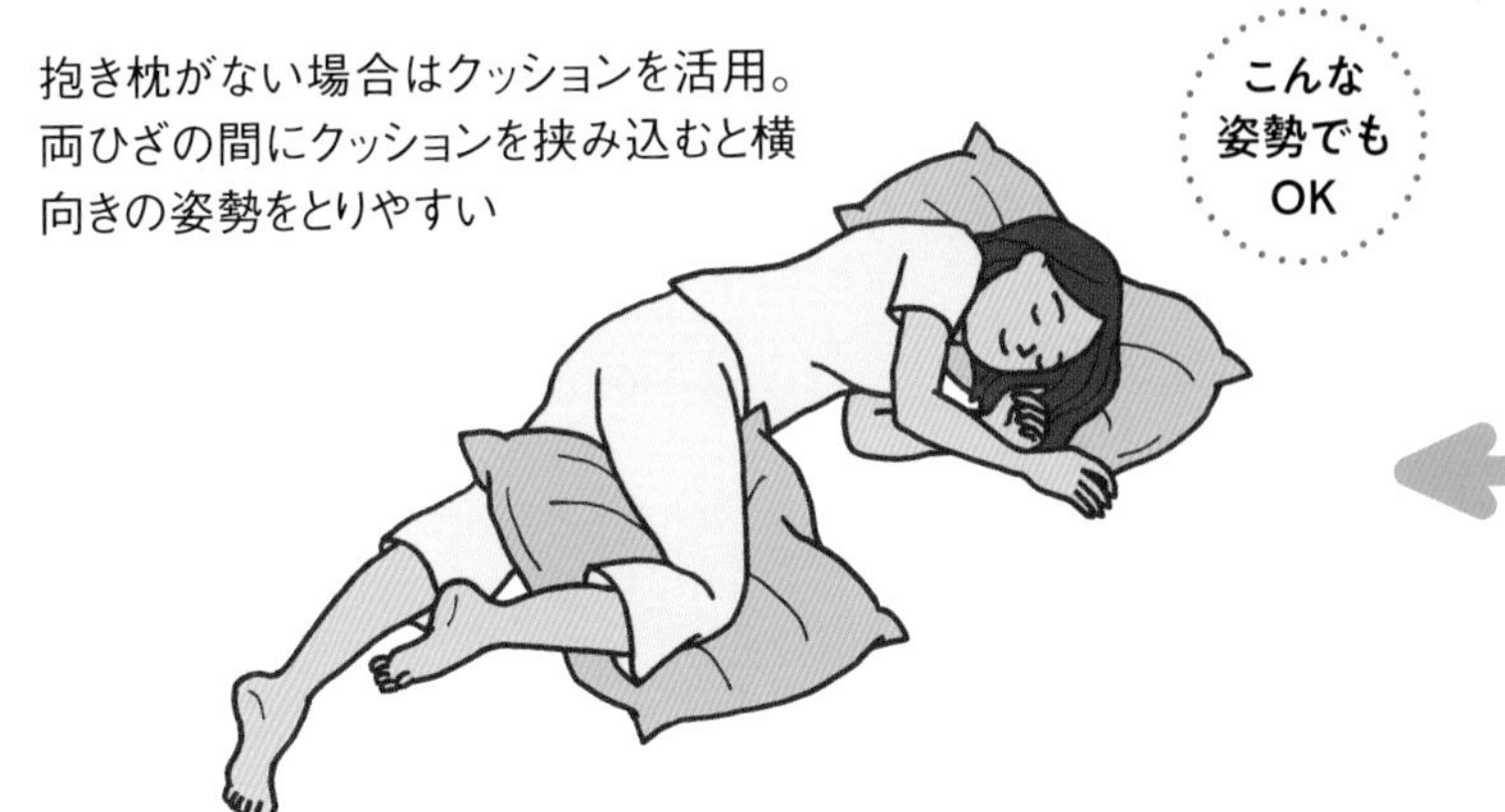

もアリ。また、両ひざの間にクッションを挟み込んでも、横向きになりやすくなります。

仰向けになることを防ぐために、背中に異物を感じさせるような裏ワザ的工夫をこらすのも有効です。ストレッチポールを置いたり、テニスボールを括り付けたり、タオルを詰め込んだリュックを背負ったり。仰向けの邪魔をするグッズを背面にセットすることにより、横向き睡眠をキープできます。

STEP
3

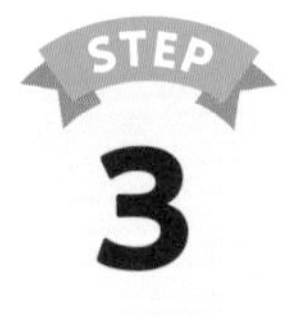

朝食に1杯のみそ汁を飲む

毎朝、 必ずみそ汁を1杯

具材はなんでも○
インスタントでもOK!

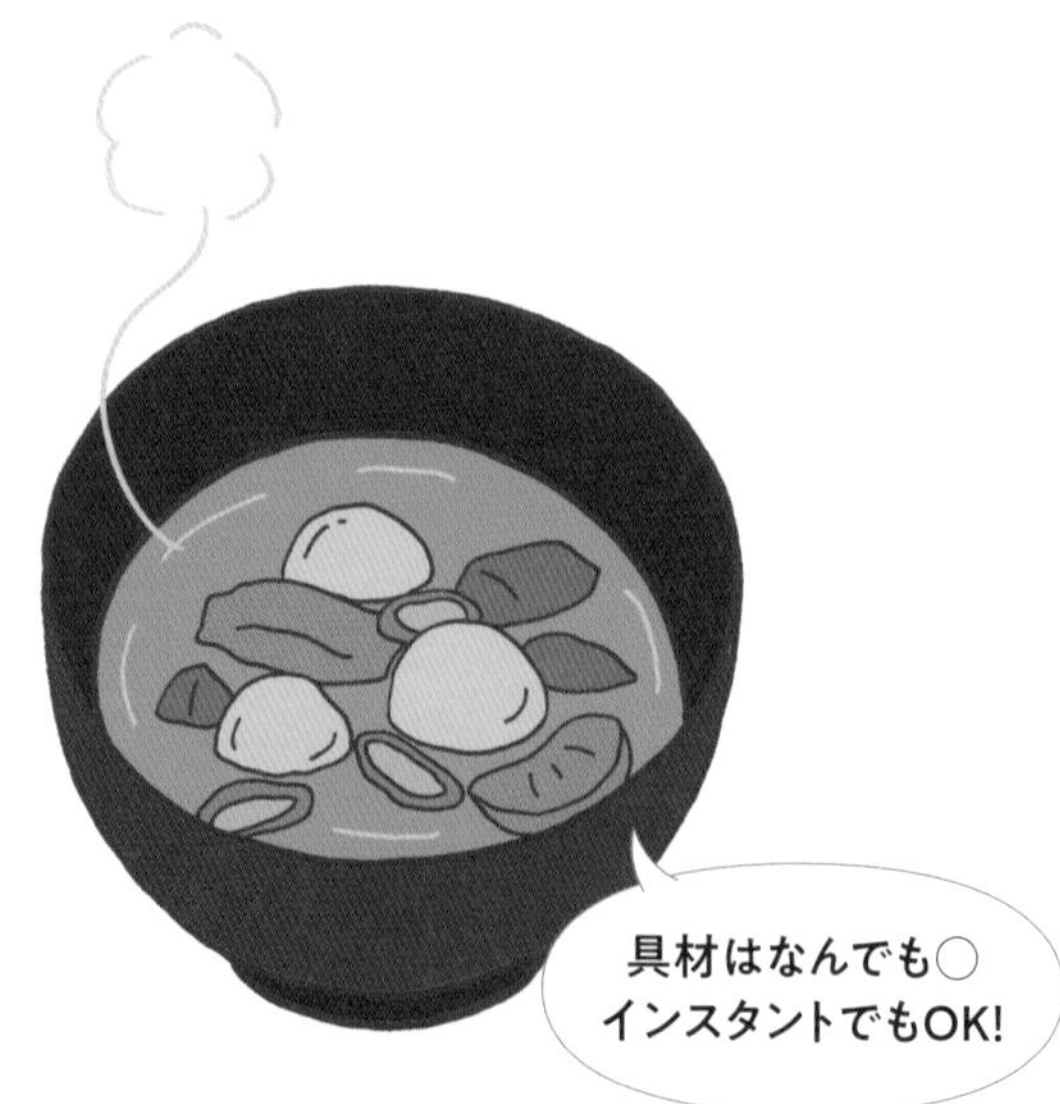

みそ汁のベースになっている発酵食品のみそには、必須アミノ酸の一種である「トリプトファン」という成分が豊富に含まれています。体内に取り込まれたトリプトファンは、およそ14～15時間かけて睡眠ホルモンのメラトニンへと変化します。

朝食に飲む1杯のみそ汁は、その日の夜の睡眠の質を高めてくれるのです。

良質な睡眠をもたらしてくれる、トリプトファンを豊富に含んだ朝食向きの食材例

食材例

トリプトファンを豊富に含んだ食材であれば、みそ汁（みそ）でなくても構いません。体調やお好みに合わせて、毎日の朝食にとり入れてみましょう。

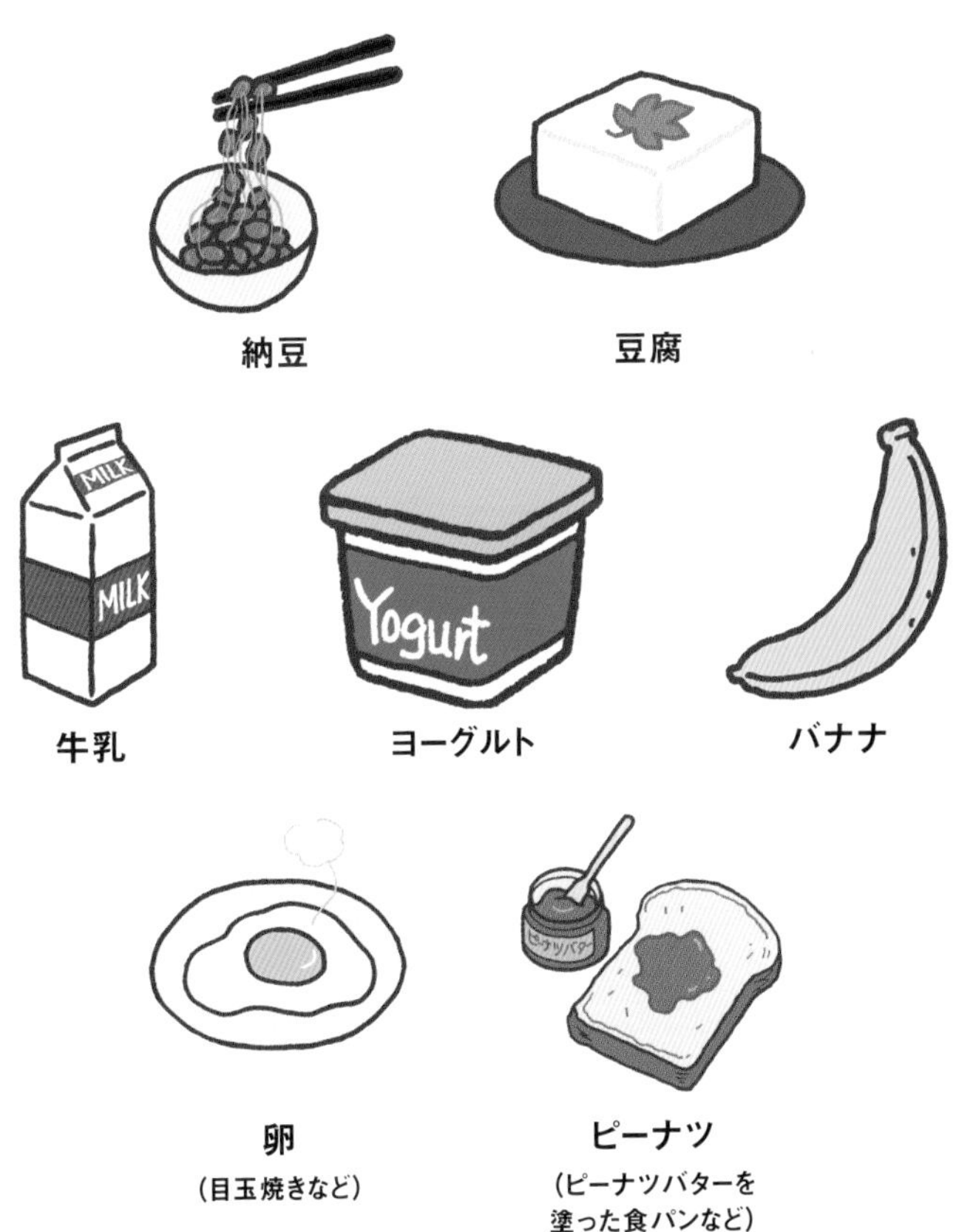

納豆

豆腐

牛乳

ヨーグルト

バナナ

卵
（目玉焼きなど）

ピーナツ
（ピーナツバターを塗った食パンなど）

$+$（プラス）α（アルファ）でこれを実践するとさらに効果アップ！

いびきの改善を目指すなら、「いびき解消メソッド」以外にも、ふだんから意識したほうがいいこと、逆に避けたほうがいいことがあります。これらも併せて実践すれば、より効率よくいびきを防止できるようになるでしょう。

無理のないダイエットを行う

規則正しい食事と適度な運動を心掛ける

寝酒はできるだけ控える

タバコはただちにやめる

食事をした後すぐに横にならない

うたた寝を防止する

通勤帰りの
電車では座らない

うたた寝を防止する

寝る直前に
（部屋の電気を消してから）
スマホをいじらない

タブレット、パソコン、液晶テレビなど、
ブルーライトを発するものはNG

就寝する
約1時間半から2時間前に
入浴する

寝る前に
必ずトイレに行く

湯船の中で
脚などをマッサージする

寝る直前にできるだけ
歯を磨かない

お風呂場の
電気を暗くする

睡眠薬には
なるべく頼らない

etc…

「いびき解消メソッド」を1週間試してもらいました。するとと驚きの結果が……！

モニターの方に「いびき解消メソッド」を1週間試してもらい、フィリップス社のウォッチパッドを使って、メソッド実践前と後の睡眠の質の変化を調査。いびきの回数や大きさ（音のボリューム）、睡眠時の体位の変化とその割合などを測定したところ、確かな効果を得られました。

［次ページからの表のグラフについて］

Before　いびき解消メソッドを実践する前のいびきの大きさ

軽め	大きめ	大音量	爆音

After　いびき解消メソッドを実践した後のいびきの大きさ

軽め	大きめ	大音量	爆音

騒音レベルは、「軽め」が40デシベル以下、「大きめ」が 40～50デシベル、「大音量」が 50～60デシベル、「爆音」 が60デシベル超に該当。一般的に、50を超えると「うるさい音」、70を超えると「きわめてうるさい音」と認識されるといわれています（あくまでも目安の数値です）。

体験者 - 01

起床時ののどの渇きが減少！
呼吸が楽になり、
寝付きも良くなりました。

長田舞さん
（31歳・女性・会社員）

舌の筋トレによって、睡眠時に舌の位置が安定するようになったと実感しています。そのおかげで呼吸が楽になりました。夫から「いびきの音が小さくなった」と言われ、嬉しく思っています。

［いびきの大きさと合計時間］（単位は分）

Before いびき解消メソッドを実践する前のいびきの大きさ

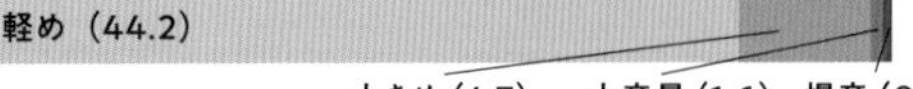

After いびき解消メソッドを実践した後のいびきの大きさ

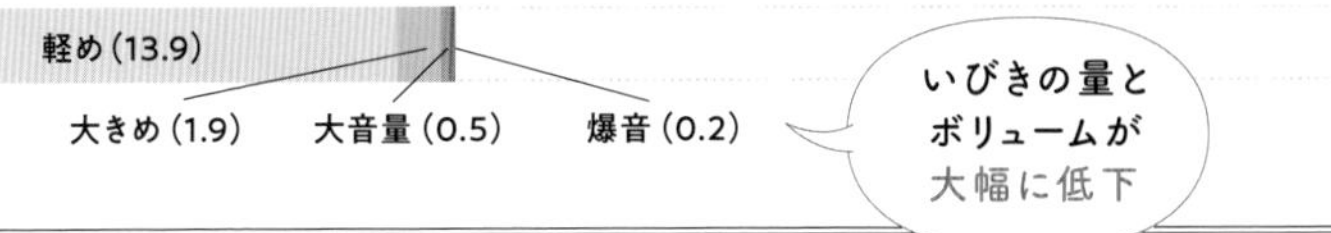

いびきの量と
ボリュームが
大幅に低下

［睡眠時の体位の割合］

	Before		After
仰向け	74%	▶	32%
横向き	26%	▶	68%

横向きの割合が
約2.5倍に

先生のコメント

いびきレベル、仰向けの割合がともに減少しています。メソッドの効果がしっかり表れている印象ですね。

体験者 - 02

やれば効果があることを実感！本格的にいびきを治療する、いいきっかけになりました。

野上亨さん
（44歳・男性・自営業）

今回のモニター体験で無呼吸の症状があることが判明。メソッドを実践してみていびきの音量、無呼吸の時間、仰向けで寝る割合がすべて減少したのは大きな成果だと思います。今後もメソッドを続けつつ、医療機関にもしっかり通って、睡眠時無呼吸症候群を治したいです。

［いびきの大きさと合計時間］（単位は分）

Before いびき解消メソッドを実践する前のいびきの大きさ

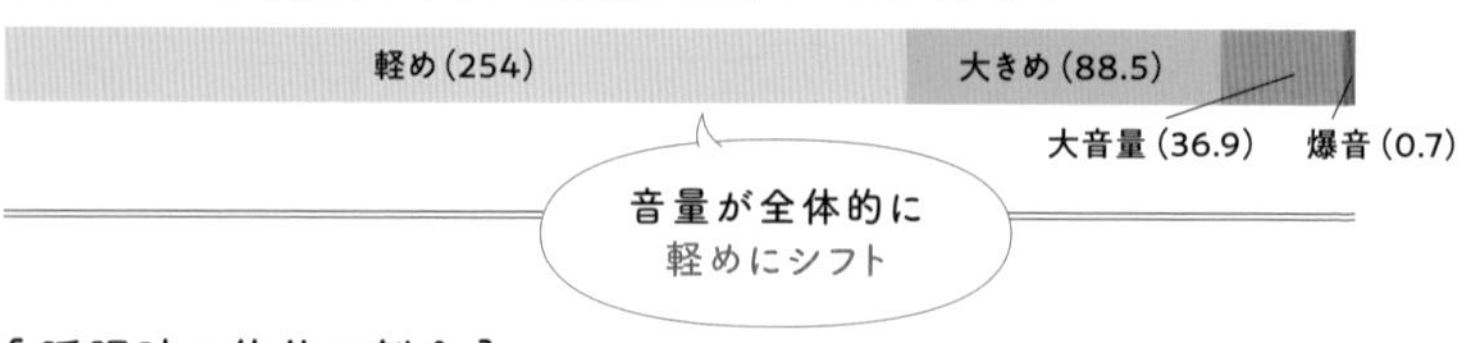

After いびき解消メソッドを実践した後のいびきの大きさ

音量が全体的に
軽めにシフト

［睡眠時の体位の割合］

	Before		After
仰向け	78%	▶	31%
その他	22%	▶	69%

※横向きとうつ伏せの合計

仰向けの割合が
半分以下に

先生のコメント

体位に大幅な改善が見られましたね。無呼吸の時間が減っている点からも、メソッドの効果が認められます。

PART
2

「いびき解消メソッド」で、いびきの原因を取り除く

舌の筋トレで舌根沈下を防ぐ

大切なのは空気の通り道を広げること

【PART2】では、本書で推奨しているいびき解消メソッドが、いかに効果的であるかについて、ひとつずつ理由を説明していきます。

このメソッドは、さまざまな研究結果や論文などの根拠を重ね合わせて考案したものです。

それらをご理解いただければ、より積極的に3つのSTEPに取り組んでいただけるのではないかと思います。

いびきが起こるメカニズムについては【PART4】で詳しく解説しますので、後ほどそちらにじっくり目を通していただきたいのですが、先にひとつの結論を述べると、数あるなかでも**最も直接的な原因といえるのが、気道が狭まること**です。

寝ているときに、なんらかの理由により空気の通り道が狭くなる。

そして、呼吸をするたびにそこで空気の摩擦が発生し、大きな音が鳴る。

これがいびきの正体です。

よって、睡眠時に気道を広げること（狭くならないようにすること）が、いびきをなくすためのいちばんの方法になります。

生まれつきあごの骨が小さいなどの理由により、先天的に気道が狭い人。
鼻に疾患を抱えていて、口呼吸主体になりやすい人。
肥満によってのど周りの脂肪が増え、後天的に気道が狭くなってしまった人。
閉経後の生理的変化による筋力低下から、気道が狭くなってしまった女性。

このように、気道が狭い理由、狭くなった理由はさまざま存在しますが、**とくに注目していただきたいのは、睡眠時に誰にでも起こり得る、舌根沈下（ぜっこんちんか）と呼ばれるもの**です。

舌根沈下とは、その字面からもイメージできるように、舌がのどの奥のほうに落ちてしまう現象のことを表す用語で、舌の筋肉の緊張が緩む睡眠時によく起こります。日中、起きて活動しているときには、舌がのどの奥に落ちるなんて想像できないかもしれませんが、体を横にしてリラックスした状態になり、眠って全身の筋肉が弛緩すると、知らず知らずのうちに起こってしまうものなのです。

舌がのどの奥に落ちてくることにより、当然空気の通り道は狭くなります。そしてその度合いがひどくなると、いびきが発生することになります。もともと気道の狭い人や肥満体型の人にとっては大ダメージ。ただでさえいびきをかきやすいのに、それに拍車がかかってしまうからです。

睡眠時無呼吸症候群へ向けてまっしぐらと考えても、決して言い過ぎではありません。

舌の筋トレのすごい効果

そこで、いびきの悩みを抱える皆さんに真っ先に実践していただきたいのが、いびき解消メソッドのＳＴＥＰ１です。

筋トレで舌の筋肉を鍛えることによって、舌根沈下の抑制を目指すのです。

現状よりも舌を強化できれば、寝ているときでも舌がのどの奥に落ちずに、口の中にとどまってくれやすくなります。

いくら舌の筋肉を鍛えても、寝ているときには身体中の力が抜けてしまうから、あまり効果がないんじゃないの？

そんな疑問を抱く方もいらっしゃるかもしれませんが、心配には及びません。

２００９年に、ブラジルのサンパウロ医科大学の睡眠研究チームが、**舌（を中心にした口周り）のトレーニング（本書でいうところの舌の筋トレ）を続けることが、い**

びきの軽減につながることを突き止め、その研究の成果を論文で発表したのです。
現在では、医学的に効果が認められる行為であると認識されています。

この研究チームは、睡眠時無呼吸（いびき）の悩みを抱える31人のモニターを集め、なにもしない15人のグループと、舌のトレーニングを継続して行う16人のグループに分類。この16人のグループには、舌の運動、発音、顔の筋肉を動かす運動などを毎日決められた時間・回数行ってもらいました。そして3カ月後に効果を測定したところ、運動を行ったグループでは、実に39％の人々が、この舌のトレーニングを実践する前よりも、睡眠時無呼吸（いびき）の症状が軽減されたそうです。
（Guimaraes KC et al,Effects of oropharyngeal exercises on patients with moderate OSAS Am J Respir Crit Care Med 179,962-966 2009）

舌を中心としたトレーニングが、口蓋咽頭（こうがいいんとう）および口蓋舌筋（こうがいぜっきん）の筋線維（きんせんい）を増加させ、舌の姿勢が上気道構造に大きな影響を与えることを確認し、いびきの頻度、いびきの強さ、無呼吸指数（1時間あたりの10秒以上の呼吸停止回数）、レム睡眠中の無呼吸低呼吸指数（1時間あたりの10秒以上の異常呼吸回数）、日中の眠気（ESS：Epworth）が改善され、睡眠の質（Pittsburgh questionnaire）が飛躍的に向上したことを証明してみせました。

毎日続けることで、舌は強くなる

私はこの論文を参考に、「誰でも抵抗なく毎日実践できること」と、「オリジナルの方法と変わらない効果が見込めること」を意識し、簡略化したアレンジバージョンを考案しました。

それが、いびき解消メソッドSTEP1の舌の筋トレです。

あれもこれもとなると、なかなか続けられなくなってしまいますので、必要かつ十分というギリギリのラインを念頭に置き、左記5つの運動に絞り込みました。

①舌の前後運動

口を開けて舌を前に突き出して5秒キープ、ひっこめて5秒キープ（ひっこめるときは舌の先端を上の歯の裏にくっ付けて、そのまま後ろに引っ張る感じで）を3セット繰り返す。

②舌の上下運動

口を開けて、舌を上あご（なるべく口蓋全体）に押し付けて10秒キープ、舌を下あご（口腔底（こうくうてい））に押し付けて10秒キープを3セット。

③舌の回転運動

口を閉じたまま口の中でゆっくり舌をぐるっと回転させる（3回）。舌で歯の表面と歯茎を舐めまわす感じで。

④舌、あごの運動

口を大きく開けて「あーいーうーえーおー」と言いながら、顔と口の筋肉を大きく動かす。これを3回繰り返す（※舌やあごを痛めないように、無理のない範囲で）。

⑤頬の運動

口を閉じて頬を大きく膨らませて5秒キープ、すぼめて5秒キープを3セット繰り返す。

伸ばす、縮める、曲げる、広げる、回すなど、いずれも舌に適度な負荷をかけて筋肉の強化を促進してくれる動きです。

個人差はありますので、実践した誰もが劇的な変化を遂げるとは言い切れませんが、この5つの運動を一定期間継続すれば、かなりの確率でいびきの軽減をもたらしてくれるでしょう。

この舌の筋トレは、毎日コツコツ積み重ねて行うことがなによりも大事ですので、一日のなかの、どの時間帯にやっていただいても構いません。ただ、就寝前のほうがルーティンとして習慣化しやすいと考え、本書では夜に行うことを推奨しています。お布団に入る直前でも良いですし、歯磨きの後、あるいはお風呂に入っているときでもOKです。

ちなみに、医療先進国のアメリカでは、自分の意思に関係なく強制的に舌を動かすことにより、気道を開存させる方法が生み出されています。

具体的にいうと、ペースメーカーのような刺激電極を舌に埋め込んで、寝ているときに呼吸と同期し、電気的な収縮を起こすシステムです。

舌下神経への電気刺激によってオトガイ舌筋群を収縮させ、気道を開存させます。

日本ではまだまだ一般的ではありませんが、非常に画期的な方法ですので、私も自分のクリニックで導入できるかどうか検討しているところです。

番外編・ラ行ソングは最強のトレーニング!?

もうひとつ、これは医学的なエビデンスがあるわけではないので、あくまで参考意見という扱いにとどめさせていただきますが、大きな声を出したり、歌ったりすることも、舌を鍛えることにつながると考えています。

やり過ぎはのどを痛めてしまうのでいただけませんが、適度であれば、いいトレーニングになることは間違いないでしょう。

その際、強くオススメしたいのが**「ラ行」の発声を意識するということ**です。

皆さん、ここで改めて、ア行からワ行まで五十音を口に出してみてください。

どの行が、いちばんよく舌を動かすでしょうか?

そう、ラ行です。

日本語で「ラ・リ・ル・レ・ロ」を発声する際、舌は自ずと前後上下に動きます。

逆に考えると、舌を口の中で縦横無尽に動かさないと、ラ行の音を出すことができません。

すなわち、意識的にラ行の言葉を連続して口にすることが、舌の筋肉をより積極的に動かすことにつながるのです。

ラ行トレーニング、なんとなく効きそうだと思いませんか？


どうせやるのなら、楽しみながらできるものが良いだろうと思い、好きな曲をラ行だけでフルコーラス歌い上げるというやり方を考えました。もともとの歌詞にラ行が多く含まれる歌を探すのも大変ですので、であれば自分の好きな曲の歌詞をすべてラ行で歌ってしまえば良いというわけです。

例えば、メロディーが頭に入っているお気に入りの曲を、Aメロは「ラ」、Bメロは「リ」、Cメロは「ル」、1番のサビは「レ」、2番のサビは「ロ」というように、あらかじめマイルールを決めてしまうのです。

慣れてきたら、巻き舌も取り入れると、より動きがハードになるでしょう。

カラオケで誰かに披露するわけではないし、歌詞を味わうことが目的ではありませんから、好きな音程、リズムで歌ってしまってＯＫです。

重要なのは、ラ行の音をこれでもかというくらい口にすることです。多少雑でも、音程がズレてしまっていても、まったく問題はありません。

お部屋で大きな声を出すと家族や近隣の方に迷惑がかかるようであれば、お風呂で実践するのがオススメです。

湯船に浸かっているときに、のんびりと鼻歌を歌っているような感覚で、ラ行ソングを歌ってみましょう。

ＳＴＥＰ１の舌の筋トレと併せて、ぜひお試しください。

いびきが止まる魔法の体位・シムスとは

いびきを止めたきゃ横向きに寝なさい

舌を鍛えた後、次に意識すべきこと。

それは、睡眠時に横向きの姿勢をとるということです。

こちらもまた、舌根沈下を抑制し、いびきを軽減してくれます。

仰向けに寝たときと、横向きに寝たときの、口の中の舌の位置や向きを想像してみてください。

仰向けのとき、それも頭が枕に沈んであごが前に出ている状態のときは、のどの奥に舌が落ちやすくなってしまっていることがわかると思います。

仰向けの姿勢は、舌根沈下を起こしやすいのです。

それに対し、横向きに寝たときはどうでしょう。

頭が左右どちらかに向いていますので、重力を考えると、舌は自ずと歯茎の内側のほうに傾くことになります。

両方の姿勢を試していただくと、横向きのほうが仰向けに比べて、はるかに舌根沈下が起こりにくいことが、おわかりいただけるはずです。

横向きは、物理的に気道を広げる（狭めない）働きをしてくれるのです。

この事実は、睡眠時無呼吸症候群を抱える患者さんに対する、脳波検査や終夜睡眠ポリグラフ検査（ＰＳＧ検査）など数々の検査によって実証されています。

実に70％もの人が体位依存性の症状であることが明らかになっており、横向きで寝たほうが断然いびきをかきにくいという結果が出ているのです。

次ページのデータをご覧ください。

これは、我々のクリニックで睡眠時無呼吸症候群患者に対して行った、終夜睡眠ポリグラフ検査の結果です。

この検査では、睡眠時の無呼吸の長さや回数、いびきの有無や音量（デシベル）、

仰向け寝は「いびきON」のスイッチ

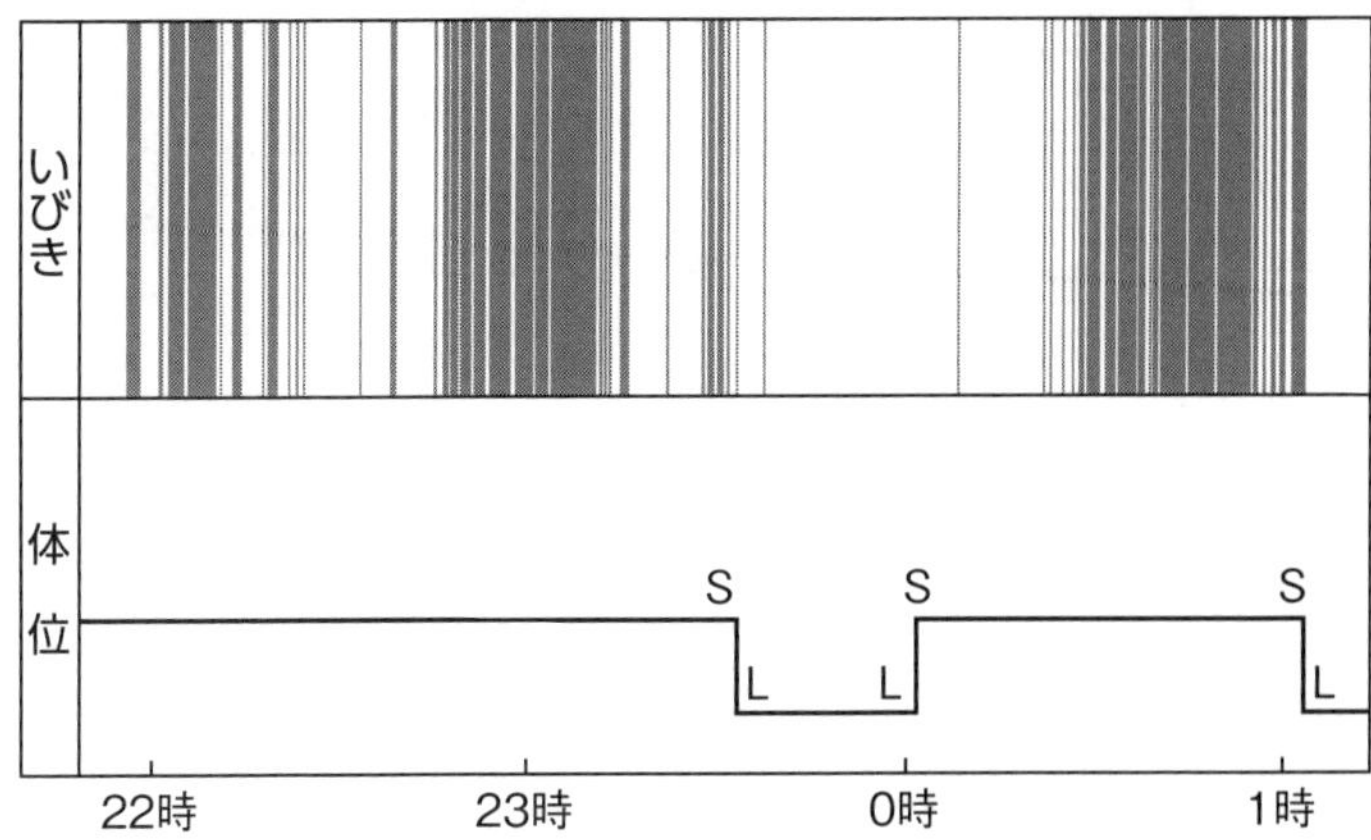

・「体位」グラフのSは仰向け、Lは左横向きを表す。当データには出現していないが、右横向きはR、うつ伏せはP、立位または座位はUで表される。いびきが出現したところは、「いびき」グラフにグレーの縦線で表されている。

仰向け⇕横向きの体位の変動などがわかるのですが、ここではいびきの発生と体位の変動項目ついて、抜粋したグラフを掲載しています。注目していただきたいのは、いびきと体位の関連性です。

一目瞭然、仰向けのときほどいびきが激しく、横向きになるといびきが収まっている様子がわかります。

もちろん、いびきや睡眠時無呼吸には、さまざまな原因がありますが、睡眠時の体位が原因になっている体位依

体位によってAHI（睡眠時無呼吸低呼吸指数）は大幅に変化する

性別	年齢	トータルAHI回数	S（仰向け）		R（右横向き）		L（左横向き）		P（うつ伏せ）	
			時間（分）	AHI回数（回数/時間）	時間（分）	AHI回数（回数/時間）	時間（分）	AHI回数（回数/時間）	時間（分）	AHI回数（回数/時間）
男性	41	38.2	328.6	51.7	6.8	8.8	120.1	3.0	0.0	0.0
男性	53	58.6	231.0	73.5	50.2	4.8	38.5	39.0	0.0	0.0
男性	52	32.4	234.6	47.3	67.6	13.3	111.3	12.4	0.0	0.0
女性	49	21.3	95.0	45.5	275.5	14.8	32.0	5.6	0.0	0.0
男性	30	22.1	342.1	26.7	111.4	8.1	0.0	0.0	0.0	0.0
男性	46	28.9	219.0	47.1	66.2	11.8	73.7	4.9	50.5	7.1
男性	45	30.0	198.8	40.7	227.3	22.7	23.6	5.1	6.3	47.6
男性	60	41.2	301.4	49.6	84.1	21.4	51.2	24.6	0.0	0.0
男性	48	24.9	331.2	28.3	26.8	6.7	24.5	0.0	0.0	0.0
男性	53	28.7	62.0	116.1	334.2	11.7	7.8	61.5	0.0	0.0

※ AHI（睡眠時無呼吸低呼吸指数）は1時間あたりの無呼吸・低呼吸の平均回数

存性の患者さんの割合は非常に高いです。私のクリニックの患者さんのうち、体位依存性の方々の検査データの一部を参考までに掲載します。

表の中のＡＨＩとは、睡眠時無呼吸低呼吸指数のことです。このデータでは、それぞれの体位の時間と、その体位で眠っている間、1時間あたり何回、睡眠時無呼吸・低呼吸が発生したかを表しています。

こちらをご覧いただくと、Ｓ（仰向け）のときはＡＨＩが高値であるのに対し、Ｒ（右横向き）やＬ（左横向き）のときは、低値であることがおわかりいただけるかと思います。

いうならば、**寝ているときの体の向きは、いびきのスイッチ**のようなもの。

仰向けが「ON」、横向きが「OFF」という具合に切り替わっていることをご理解いただけるでしょう。

仰向け寝は、いびきONのスイッチ

この話を、本書の制作スタッフとの打ち合わせ時にしていたのですが、その場にいた男性スタッフの1人から、後日こんな報告を受けました。

仰向け「ON」、横向き「OFF」のいびきスイッチが切り替わる様子を、実際に目の当たりにしたというのです。


そのスタッフは、仕事が休みだった平日の日中に、リフレッシュのために都心部のサウナに行きました。昼間の館内はかなり空いていて、風呂上がりに昼寝をしようと向かった仮眠スペースも、彼以外は中年の男性が1人だけというガラガラの状況だったそうです。

横になりうとうとし始めたそのとき、さきほどまでスヤスヤと静かに寝ていた中年男性が、突然ガーガーといびきをかき始めました。

ビックリして横を向いたときに、彼はあることに気が付きました。その男性の体位が、横向きから仰向けに変わっていたのです。

せっかくくつろいで眠ろうと思っていたのに、男性のいびきがうるさすぎて眠れず、もう諦めて帰ろうかと思っていたとき、また突然、中年男性のいびきが止みました。お察しの通り、反対側に寝返りを打ち、横向きの体勢になったからです。

その後もこの男性は、仰向けになっていびきをかき、横向きになって収まり、というターンを何度も繰り返していたとのこと。

彼は途中から眠気がすっかり消え失せ、この男性のいびきスイッチの「ON」と「OFF」の切り替わり具合を、興味本位でずっと観察していたそうです。

「まさに先生が指摘していた通り。あそこまではっきりと切り替わるとは思いもしませんでした。いびきをかく人には、これからどんどん横向き睡眠を勧めなければなりませんね。本人のためにも、周囲の人たちのためにも」

この彼の言葉が、すべてを物語っているといっていいでしょう。
いびきを治したければ、とにかく横向き睡眠を実践すること。
これを徹底するだけで、いびきを大幅に軽減できると覚えておきましょう。

グッズを駆使して横向き寝をキープする

このような経緯もあって、私はいびき解消メソッドのＳＴＥＰ２に、「シムスの体位による睡眠」を組み込みました。

シムスの体位とは、妊娠中期以降のお腹の大きくなった妊婦さんにとってベストとされる睡眠時の体位で、体を横向きにして寝て、上側に来る脚のひざを曲げて前に出す体勢のことを意味します。

そうすることで、お腹が楽になり、体の緊張がほぐれ、リラックスした状態で眠ることができるのです。

シムスの体位は、妊婦さんのみに限られた寝方ではありません。

妊娠していない女性でも、もちろん男性でもＯＫ。とくに横向き睡眠が必要とされる、いびきの悩みを持つ皆さんにとっては有効です。

ただ体を横にするだけよりも、脚を曲げることによって、安定性を持たせることができます。

睡眠時の無意識下でもなるべく横向きをキープしたいのなら、入眠時にシムスの体位になるクセを付けること。

それをしっかり頭にインプットしておきましょう。

しかし、お腹の大きい妊婦さんにとっては無理のない自然な体勢であるものの、そうではない方が、意識的にその姿勢をとるのはなかなか難しかったりもします。

そんなとき、強い味方になってくれるのが抱き枕やクッションです。

P24で紹介したように、抱き枕を活用すれば、無理なくシムスの体位になることができます。

自宅に抱き枕がなければ、夏用の薄い布団などを丸めてバスタオルで包めば、簡単に自作することができます。また、クッションをひざの下に置いたり、脚の間に挟んだりするやり方もよいでしょう。

いずれにせよ、なにかしらのサポートグッズを用意することをオススメします。

シムスの体位（横向き睡眠）をキープするためのお助けグッズ・裏技あれこれ

・背中に丸めたバスタオルを括り付ける。

・ストッキングに入れたテニスボールをウエストの後ろ（背中側）に巻く。

・タオルを詰め込んだ柔らかいリュックを背負う。

⇒いずれも仰向けに寝ると、背面に付けたタオル、ボール、リュックが突起物となって邪魔になるため、自然と体が横向きになります。

・横向き睡眠を促す寝具を導入する。

⇒近年は寝具メーカーの研究が進み、中央部分がくぼんでいて頭が横に向きやすくなる枕や、中心が体の重みで沈み込むことにより、自然と体が横向きになるようなハチの巣構造のマットレスなど、特殊な構造をした寝具が開発・販売されています。コストはかかってしまいますが、横向き睡眠を目的に開発された寝具ですので、大きな効果が期待できます。

みそ汁のトリプトファンが良質な睡眠を導く

良い睡眠は、いびきを遠ざける

いびき解消メソッドSTEP3の「朝食に1杯のみそ汁を飲む」は、厳密にいうと、直接的にいびきを軽減させるための方法ではありません。

良質な睡眠をもたらすこと。

夜、スムーズに眠りにつけるようにすること。

目的は、そこにあります。

いびきがあって睡眠があるのではなく、睡眠があっていびきがある。

ですので当然、**睡眠の質を上げることが、いびき対策にも大きく影響**してきます。

睡眠の質の良し悪しといびきの発生率は相関関係にあるというデータもあり、睡眠の質を高めることが、いびきの軽減につながるといえます。

ですから、いびきと密接に関係している睡眠自体にもしっかり目を向け、入口からケアしていくことが大事です。

そもそも、いびき云々の前に、しっかり寝ることは我々人間が生命活動を維持するために、必要不可欠な要素です。

良質な睡眠をとって、そのうえでいびきを治す。

このスタンスが、なにより重要になってきます。

では、なぜ朝に1杯のみそ汁を飲むと眠りの質が良くなるのか?

その理由について説明していきましょう。

みそ汁のベースになっている発酵食品のみそには、必須アミノ酸の一種である「トリプトファン」という成分が豊富に含まれています。

トリプトファンは人間の体内では合成することができないため、食物から摂取するしかありません。

トリプトファンは、脳に運ばれることによって「セロトニン」という自律神経の安定を促す物質に変換されます。そしてこのセロトニンは、脳から分泌される睡眠ホルモンの「メラトニン」の原料になります。

つまり、**トリプトファンを多く体内に取り込むと、巡り巡って眠りやすい体質がつくられていく仕組み**になっているのです。

睡眠の質アップは、朝食にかかっている

体内に取り込まれたトリプトファンが脳に送られ、セロトニンに変換され、メラトニンをつくり出す。

このサイクルは、瞬時に行われるわけではなく、おおよそ14~15時間かかるといわれています。

朝食で摂取されたトリプトファンが、日中にセロトニンになり、夜にメラトニンへと変わっていく——というイメージです。

これで、みそ汁を朝食に飲むことを推奨している理由をご理解いただけたかと思います。

朝食時に飲んだみそ汁に含まれるトリプトファンは、時間をかけて姿を変えていき、ちょうど眠りにつくころに、睡眠ホルモンのメラトニンになってくれます。

このサイクルで考えると、その日の夜、良い睡眠がとれるかどうかという勝負は、すでに朝起きたときから始まっているのです。

私が皆さんに声を大にしてお伝えしたいのは、「朝から睡眠を意識しましょう」ということ。

眠りやすくするために、夜に意識すべきこと、避けたほうがいいことはたくさんありますが（詳細は【ＰＡＲＴ５】を参照）、そこに向けて朝から準備を進めておけば、より効率がアップするというわけです。

本書で提唱しているいびき解消メソッドは、一気にこなすものではありませんが、実は一連の流れとしてつながっています。


夜、寝る前に舌の筋トレを行う。

寝ているときはシムスの体位になるように心掛ける。

そして、朝起きたら1杯のみそ汁を飲む。


このワンセットを毎日実践することによって、いびきの改善、そして睡眠の質の向上が図れるのです。

途中で睡眠を挟むかたちになりますが、ひとつの生活のリズムとして習慣づけることは難しくないと思います。

本書に目を通したこの日からぜひ着手していただき、「自分でいびきを治す」を実現できるように頑張っていただきたいです。

「毎朝トリプトファン」を習慣にする

なお、朝食に飲む1杯のみそ汁は、凝ったものである必要はありません。

忙しい朝、お出汁をとって、具材を切って、それを煮込んで、という手間をかける時間はなかなか確保できないでしょう。

継続して飲むことがいちばん大事ですので、お湯を入れるだけ、というインスタントみそ汁でも構いません。

とにかく「毎日飲むこと」を習慣にしましょう。

もちろん、トリプトファンが含まれている食材（料理）であれば、みそ汁以外でも構いません。

本書のいびき解消メソッドに、みそ汁を組み込んだのは、日本人の食生活に根付いているものだということと、仮に朝食をゆっくりとる時間がなくても、みそ汁を飲むだけなら大きな負担を感じずに続けられると思ったからです。

みそ汁が苦手な方や、朝食は完全に洋食（パン）派という方は、別の食べもので代用してください。


朝食向きの食材でいうと、みそのほかに、納豆や豆腐などの大豆製品や、牛乳やヨーグルトなどの乳製品にもトリプトファンが多く含まれます。

そのほか卵、バナナ、ピーナツなどにも含まれています。

これらをそのまま摂取するもよし、ひとつの食材として料理に加えていただくもよし。

まず毎朝、なにかしらの食材を必ず食べることから始めましょう。

PART 3

「いびき解消メソッド」で、いびきが改善された!体験談

寝付きが良くなり、睡眠時の呼吸も楽になった。リラックスした状態で眠れるようになり、いいこと尽くめ！

31歳／女性

会社員

体型が小柄で細身ということもあり、いびきとは縁がないと思ってずっと生きてきましたが、数年前、今の主人と付き合い始めたときに言われたひとことに衝撃を受けました。

「けっこう、いびきかいてるよね」

これを機に、いびきについて悩むようになりました。

いちばんの原因は、おそらくお酒です。もともと大好きなうえに、取引先との接待も多い営業職なので、ついつい飲む機会が多くなってしまいます。

禁酒せずに、いびきをかかなくなる方法はないかなぁ、なんて考えたりもしました。

でも、「いびき解消メソッド」に出合ってそんな悩みもなくなりました。

舌の筋トレは、しっかりやるとけっこう疲れるのですが、その分、確かな効果を実感しています。**舌の位置が口の中で安定したためか、呼吸がしやすくなった**のです。それにより、寝付きが良くなりました。

今回のモニタリングによる測定で、いびきの量や睡眠の質の数値が改善されていたのにも納得です。

また、舌の筋トレの際にあごや頬も動かすことによって、顔の筋肉がほぐれてリラックスできるようなったとも感じています。同じ寝室で寝ている主人にも、**いびきをかかなくなったねと言われて嬉しかった**です。

シムスの体位も、寝付きを良くしてくれる一因になっていることは間違いありません。**肩や腰に負担がかからない体勢なので、イメージしていたよりも寝やすい**です。

朝はスッキリ目覚めるようになり、みそ汁を飲むことで、朝食を抜くことが多かった生活リズムも改善。以前よりも仕事がはかどるようになり、夜はすぐに眠りにつける、まさにいいこと尽くめです。

しっかり対策をすれば、いびきは改善されることを実感。睡眠時無呼吸症候群の本格的な治療も決意。

44歳／男性

自営業

もともといびきがうるさい自覚はあり、睡眠時無呼吸症候群の可能性がありそうだということもわかっていました。

妻からは常に文句を言われていましたし、一緒に温泉旅行に行った友人から指摘されたこともあります。

「いびきがうるさくて眠れない」

「呼吸が止まっていることがあるけど、大丈夫なの？」

という具合です。

ここ10年ちょっとで体重が20キロ近く増加し、にもかかわらず暴飲暴食に走ることもしばしば。このままではいけないとわかっているのに、やめられない。

現実逃避を繰り返す日々がずっと続いていました。

でも、そんな私は、このモニタリング体験でついに現実を思い知らされました。検査の結果、**重度の睡眠時無呼吸症候群であることがわかった**のです。

意識改革を行い、対策を講じないと本気でマズい。

そう思えるきっかけをつくってくださったことに感謝しています。

私は既に症状が重かったため、今回の「いびき解消メソッド」を実践しても、いびきをなくすことはできませんでした。ただ、**いびきの音量はだいぶ小さくなりましたし、仰向け寝の割合が減り、無呼吸になる時間が減ったこと**は、大きな成果でした。

私のような重症の人は、しっかり通院をして治療を受ける必要がありますが、やることをやれば、状況は変わるということがわかった点は、自分にとって大きかったですね。今後は「いびき解消メソッド」を続けつつ、専門の医療機関で睡眠時無呼吸症候群の治療に専念します。

朝、口の中が乾燥していることが減って爽快に。シムスの体位で深く眠れるようになった！

49歳／男性
会社員

寝付きが悪く、いびきと歯ぎしりは当たり前。

口呼吸になりやすく、朝起きるといつも口の中がカラカラ。

ひどいときは、自分のいびきに驚いて、夜中に目が覚めることも……。

もちろん、睡眠の質が悪いということは、自分でも自覚していましたし、できることなら改善したいという思いも持っていました。

だから、この「いびき解消メソッド」の話を聞いたときは、まさに渡りに船だと思いましたね。

それでいびきが治るのなら、ぜひ試してみたいなと。

取り組んでみて、真っ先に効果を感じたのはシムスの体位です。最初は違和感がありましたが、**慣れてくると明らかに呼吸が楽になったことを実感。夜中に目が覚める回数も減りました。**

これは、以前よりも深い睡眠がとれていることの証ではないかと思います。

なにより、目覚めたときに口の中が乾燥しづらくなったのが嬉しいですね。ちゃんと鼻呼吸ができているんだなと感じています。

いびきについても、劇的ではないにせよ、着実に改善されていますし、歯ぎしりが減ったという感覚もあります。

舌の筋トレの効果は、なかなかのものですね。

ほかにも、**併せ技として睡眠の1~2時間前に入浴することを意識するようになって、寝付きがものすごく良くなりました。**

この習慣はもうやめられません。

「いびき解消メソッド」とともに、今後も続けていきます。

息苦しさで目を覚ますことがなくなった！お酒とタバコのセーブにもつなげていきたい。

59歳／男性
会社員

いびきは若いころからひどかったです。

妻と一緒に寝ていたのは結婚してから数年ほどで、いびきを理由に寝室はいつしか別となり、それが20年以上続いています。

つい先日は、インターネットカフェのブースでうたた寝をしていたところ、ほかのお客さんからクレームが入ったようで、店員さんにいびきを注意されました。

他人に迷惑をかけていることは、十分すぎるほど自覚しています。

もともといびきをかきやすい体質だったのが、お酒とタバコを覚え、そこに中年太りが加わったことにより、どんどん悪化していったという印象です。

ずっと悩んではいたものの、「いびきは誰にでも起こる生理現象のひとつ」だと思い、つい最近までは、ずっとほったらかしにしてきました。

でも、睡眠時無呼吸症候群が抱えるリスクを知って、ものすごく怖くなりました。家族のためにもできるだけ長生きしたいですし、誰でも大きな病気は患いたくないですからね。だから、「いびき解消メソッド」にトライしてみることにしたんです。

メソッドをやる前とやってみた後で、ウォッチパッドで数値を測定しましたが、どちらも運悪く風邪をひいていたからか、数値はあまり変化していませんでした。

でも、体感的にはだいぶ変わったという印象があります。

いちばんは、**寝ているときの呼吸が楽になった**ということ。**息苦しくて目を覚ますことが少なくなったので、おそらくいびきも以前よりはマシになっているはず**です。

「いびき解消メソッド」を今後も続けていくのと同時に、なかなかやめられないお酒とタバコを少しでもセーブできるよう、生活習慣全般を改善していきたいと思います。

仰向け寝→横向き寝に変えて目覚めがすっきり！朝食のみそ汁習慣で、食生活も改善された。

33歳／男性
会社員

ちょっと神経質なところがあり、寝付きは良いほうではありません。

20代のころに睡眠障害と診断され、心療内科に通って治療を受けたこともあります。

また数年前には、当時同棲していた彼女に、夜中に突然起こされてこんなことを言われた経験もありました。

「息してなかったから、死んだかと思ったよ。あ〜、ビックリした……」

もちろん、いびきもかいているようで、この一件以来、いびきや無呼吸という言葉に敏感になりました。

「いびき解消メソッド」を試してみようと思ったのは、そんな過去があったからです。

ただ、その一方で「本当にこの3つのステップを毎日続けるだけで、いびきが治るのかなぁ」と懐疑的な気持ちもありました。ずっと睡眠に対する悩みを抱えて生きてきて、これまでにもいろいろな対策に取り組んできたので、それはなおのことです。

結論からいうと、私にとってこのメソッドはかなり大きな効果がありました。

舌の筋トレは、1週間では目に見えて大きな変化を感じることはできませんでしたが、シムスの体位は効果てきめんでした。

圧倒的に呼吸が楽になり、目覚めが良くなりました。今まで仰向けにしか寝たことがなく、横向きという発想はありませんでしたが、こんなにも違うものなんですね。

また、朝食抜きの生活が体に染みついていましたが、朝の目覚めが良いと、自然となにかを食べたくなります。最初は、毎朝みそ汁を飲むのはおっくうだなと思っていたのが、今ではむしろありがたい存在に。これが**まともな食生活を導いてくれて、ふだんの体調も良くなった**という実感があります。

今後どこまで改善できるかが、本当に楽しみです。

PART 4

放置は危険！本当はこわい、いびきの真実

いびきの起こる メカニズムとは？

いびきをかきやすい人とは、どんな人か

いびきの防止を考えることは重要ですが、その前に、皆さんはそもそもいびきがどういうものなのかご存知でしょうか？

いびきは、**鼻やのどなどの気道が狭くなったところを、呼吸時に空気が無理やり通り抜けようとする際に音が鳴る物理的な現象**です。窓を全開にしたところに風が吹き込んできても音はしませんが、窓をちょっとだけ開けた状態だとビュービュー音がする、という状況に置き換えて考えるとイメージしやすいでしょう。

主な原因は身体的なもので、骨格や体型が大きく影響してきます。

骨格的にあごの小さい人、舌や口蓋垂（こうがいすい）（のどちんこ）の大きい人、扁桃腺が腫れやすい人はとくにいびきが出やすいとお考えください。

後はなんといっても肥満。太ると首周りなど体内に脂肪がつき、それによって気道が狭くなり、よりいっそういびきをかきやすくなります。

やせているからといって、いびきをかかないわけではありません。

見た目にはスリムな体型でも体内に脂肪がついている人はたくさんいますし、シャープな顔つきでも生まれつき舌や口蓋垂が大きかったり、アデノイド増殖症（咽頭扁桃という鼻の奥のリンパ組織が肥大する病気）という、いびきの原因になる病気を患った経験のある人もいます。

子供のときに歯の矯正をしたことにより物理的にあごが小さくなり、いびきが出やすくなってしまうというケースもゼロではありません。

そして、加齢にともなっていびきをかく人の割合は上昇していきます。

人間は年をとると筋肉が衰えていきますが、それが舌にも影響してくるからです。舌の筋肉が緩くなると、舌がのどの奥に入っていってしまう舌根沈下という現象をまねき、気道が狭くなっていびきが出ます。これは、やせている、太っているとは関係なく、年をとれば誰にでも起こり得ることです。

統計上、いびきをかくのは圧倒的に男性のほうが多く、それは皆さんのイメージ通りだと思いますが、女性だからといって安心はできません。

女性の場合は、閉経後に急激にいびきをかきやすい体質になります。なぜなら、女性ホルモンの減少により相対的に男性ホルモン優位になり、男性化が進むからです。50歳前後の年代で、更年期を迎えた女性は、知らず知らずのうちにいびきをかきやすくなっているということを認識しておきましょう。

いびきについては、現代の医学をもってしても、わかっていないことはまだまだたくさんありますが、明らかになっている原因を排除していくことが、いびき防止につながっていくことは間違いありません。

舌の筋肉を鍛えるためのトレーニング。気道をなるべく狭くしないための睡眠姿勢。快眠をもたらすための食生活。そして、肥満解消。

これらはすべて、いびきに対して大きな効果を発揮してくれるのです。

深酒が大いびきにつながる理由

お酒の飲み過ぎは筋肉を緩ませ、いびきをまねく

いびきが発生する要因について、もう少し深く掘り下げてみていきましょう。既述の通り、女性よりも男性、やせている人よりも太っている人、若者よりも高齢者のほうが、いびきをかきやすいです。

総合すると、いちばん危険なのは〝太ったおじさん〟ということになります。まあこれは、「言わずもがな」というところでしょうか。皆さんの周りにも、必ず1人や2人は、思い当たる方がいらっしゃるはずです。

では、一見まったくの健康体の人や、若くてやせている女性がいびきと無縁であるかというと、決してそんなことはありません。

通常、いびきをかくことがない人でも、いくつかの条件が加わることにより、睡眠時にグーグーと寝息を立てる状態になることがあります。

真っ先に挙げられるのが、過度の飲酒です。

お酒は適量であれば、リラックス効果がもたらされ、心地の良い睡眠に誘ってくれることもあります。

「酒は百薬の長」ということわざがあるように、飲み方次第では、我々の味方になり得てくれるのがお酒というものです。

しかし、飲み過ぎはいびきの大敵です。**お酒を大量に摂取すると、リラックスを通り越して筋肉が弛緩しきってしまう**からです。

首回りの筋肉が緩み、のどの気道が狭まります。

舌や口蓋垂の筋肉が緩み、舌根沈下が起こりやすくなります。

そうなれば当然、ふだんいびきをかかない人でも、いびきをかいてしまう状態になるわけです。

いびきをかきたくなければ、深酒、大酒はご法度。これを肝に銘じてください。

また、体が疲れ切っているときも、いびきをかきやすくなります。疲労回復を促すために、脳が大量の酸素を体内に取り込もうとして、睡眠時に大きく口呼吸をしてしまうためです。

口呼吸時は、鼻呼吸時よりも気道を出入りする空気の量が多くなるので、それがいびきにつながります。

現代社会において、心身ともに疲労やストレスを感じない生活を送ることは不可能に近いので、ある程度のいびきは受け入れるしかありません。

でも、疲労困憊の状態から抜け出せないような日々を過ごしたり、それに加えてストレス発散とばかりにお酒に頼っていたりしたら、いかなる人でもいびき常習者になり得てしまいます。

そしてそれが、恐ろしい睡眠時無呼吸症候群を引き起こす要因になってしまっても、なんら不思議ではないのです。

スリムな女性でもいびきをかく

他人から「いびきがうるさい」とか「よくいびきをかくね」と指摘された経験のない人、スタイルが良かったりやせている人はとくに注意してください。

「私に限って、俺に限ってあり得ないだろう」という甘い気持ちは、いびきトラブルへの第一歩。「いびきは太ったおじさんがかくもの」は正解ですが、それだけではないということも、絶対に知っておかなければなりません。

不摂生な生活を送っている人がふだんから意識すべきことは、生活習慣の是正。これに尽きます。とくに、お酒を大量に飲むことを自覚している人は、意識改革を断行し、酒量を抑制することが必須です。

お酒を飲み過ぎると、いびきのみならず、当然さまざまな病気を発症させるリスクを高めます。

末永くすこやかな生活を送るためには、疲労を溜め込まず、飲み過ぎに注意することがなにより重要なのです。

過度の飲酒や疲労以外にも、**鼻の疾患がいびきを誘発する**こともあります。現代人にとってとりわけ深刻なのが、花粉症を含むアレルギー性鼻炎です。スギ花粉が舞う季節は、鼻が詰まってしまう。薬で多少は改善されるが、完全に鼻が通ることはない。そういう方は多いでしょう。鼻が詰まれば口呼吸が主体になり、それが睡眠時も続けばいびきをかきやすくなる、という図式は容易にイメージできるはずです。

また、幼少期にアレルギー性鼻炎を患っていた人も注意しましょう。たとえ大人になって完治していても、子供のころに口呼吸中心だったことが習慣化していて、鼻が詰まっていなくても無意識のうちに口で呼吸してしまうことがあるからです。

こういう〝クセ〟は意外に治りません。自分は明らかに〝耳鼻科っ子〟だったという人は、ふだんの呼吸の仕方に意識を向けてみてください。

いびきの放置は突然死のリスクを大幅に高める

日本人の5人に1人は睡眠時無呼吸症候群

睡眠時無呼吸症候群という言葉を聞いたことがある人は、多いと思います。

簡単に説明すると、**眠っている間に一定時間（医学的には10秒以上）呼吸が止まったり止まりかけたりする状態が、起床するまでに何度も繰り返され、眠気などの症状をともなう病気**です。英名の「Sleep Apnea Syndrome」の頭文字をとって、「**SAS（サス）**」と呼ばれることもあります。

十分な気道が確保されなくなることによって起こるいびきは、睡眠時無呼吸症候群の兆候を示す重要なサインです。

正常ないびきをかかない→気道が狭くなることによっていびきをかく→症状が悪化すると一時的に呼吸が止まってしまう→睡眠時無呼吸症候群になる。

そんなステップをイメージすると、理解しやすいでしょう。

眠っているときに起こることゆえ自分自身ではなかなか気付きにくいのが難点ですが、睡眠時無呼吸症候群は深刻な病気をまねいたり、日常生活に支障をきたしたりするなど、多くのリスクを抱えていますので、積極的に治療する必要があります。

現在、**軽度の症状の人、自覚症状のない人などの予備軍も含め、日本人の5人に1人がこの病気を患っている**といわれています。

そのうち、通院してしっかり治療を受けている人は推定40万人程度。

これに対し、治療が必要なのに受けていない重症患者は推定300万人。

危機的状況というとちょっと大げさに聞こえるかもしれませんが、我々のような専門家からすると、この現実は非常に深刻なものです。

睡眠時無呼吸症候群は、深睡眠（ノンレム睡眠）を妨げます。

睡眠には、大きく分けて「レム睡眠（浅い睡眠）」と「ノンレム睡眠（深い睡眠）」の2つがあります。眠りにつくとまずノンレム睡眠が訪れ、続いてレム睡眠が訪れるという繰り返しが、約90~120分間隔で起こります。

ノンレム睡眠は、眠りの深さによってステージ1~3に分かれており、なかでも最も深い深睡眠の状態がステージ3です。

睡眠時無呼吸症候群の患者さんの検査をすると、このノンレム睡眠のステージ3というレベルに、一度も到達せずに朝を迎える人すらいるほどです。

要するに、眠ってはいるものの、脳がまったく休まっていない状態が続いているということ。これでは、前日に蓄積された疲労を十分に回復することができません。

当然、翌日は注意力が散漫になり、日中に強い眠気に襲われることもあります。判断力が鈍り、物事に対する反応が遅れることもあります。集中力が続かず、仕事がはかどらず、時にミスを犯してしまう。そんなケースが出てくるわけです。

バス、タクシー、トラックなどのプロドライバーはとくに注意が必要。気の緩みが思わぬ大事故をまねいてしまう可能性さえあります。

睡眠時無呼吸症候群は血管を傷めつける

循環器系の疾患をもたらすのも、睡眠時無呼吸症候群の特徴のひとつです。症状が進むと血圧が高くなったり、心房細動などの不整脈を起こす確率を高めます。さらには、動脈硬化も進行します。そして、それらがさらにひどくなると、狭心症や心筋梗塞といった心臓疾患の発症を引き起こします。

心臓だけではありません。血管は全身に行きわたっていますので、高血圧状態が続くと脳卒中のリスクもどんどん増加していきます。心臓と脳に断続的にダメージが与えられれば、もちろん、突然死という最悪の結末を迎える可能性も出てきます。

さらに、糖尿病などの代謝系の疾患のリスクが増加するという研究結果も発表されています。まさに、百害あって一利なしという状態なのです。

ノンレム睡眠の時間が減る、あるいはなくなると、基礎代謝量が落ち、食欲に関係するホルモンの分泌にも影響します。食欲を抑制するレプチンが低下し、食欲を増進させるグレリンが増加します。

これらは、満腹中枢にもかかわる重要なホルモンですので、分泌が悪くなることにより体に誤作動を引き起こし、満腹なのに「お腹がすいている」と感じてしまうようなケースも出てきかねません。結果、太りやすい体質になり、いびきや睡眠時無呼吸症候群の原因を増長させてしまうのです。

そうならないためにも、まずはいびきの防止や改善に努める必要があります。それが、睡眠時無呼吸症候群を回避し、深いノンレム睡眠を呼び込むことにつながるからです。もちろん、いびきを止めただけでは不十分。それプラス、十分な睡眠時間を確保することも必要です。

医学的には、**人が眠りについてから深睡眠（ノンレム睡眠のうちのステージ3）が複数回出現するまで約4時間かかる**ことが明らかになっていますので、どんなに短くても、毎日4時間以上は眠ることを心掛けてください。

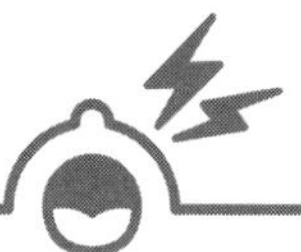

うつ病の引き金になる、こわいいびき

不眠がメンタルの不調をまねく

睡眠時無呼吸症候群による弊害はまだまだあります。

とくに見過ごせないのが、うつ病との関連性です。

うつ病と診断された患者の大半が「睡眠障害」を訴えているというデータがあり、そのなかには当然、睡眠時無呼吸症候群も含まれます。

また、企業などが行うストレスチェックにおいても、うつ病のおそれがある人の多くが、不眠状態にあるという結果が、厚労省の調査によって明らかになりました。

これは逆から考えると、**睡眠時無呼吸症候群が引き金になって、うつ病を発症するケースがある**ということ。

そう、両者は密接につながっているのです。

睡眠時無呼吸症候群になると、ノンレム睡眠が妨げられ、脳が満足に休息をとれないことは先述した通りです。それだけでなく、無呼吸状態が続くことによって十分な量の酸素が脳に送り込まれなくなり、脳機能の低下も導きます。

熟睡できなかったことから生じる倦怠感。

脳機能が低下したことによってもたらされる精神バランスの乱れ。

これらが、無気力やマイナス思考を発生させる源となり、悪化するとうつ病につながってしまうのです。

そしてやっかいなことに、うつ病を治療する目的で服用する薬が、睡眠時無呼吸症候群の症状を促進させてしまうこともあります。

うつ病にともなう不眠を改善するために用いられるベンゾジアゼピン受容体作動性の睡眠薬があります。これを飲むと舌の筋肉が緩んでのどの奥のほうに落ちる舌根沈下になり、気道が狭くなって、いびきをかきやすくなり、ひいては無呼吸状態に陥りやすくなるのです。

うつ病は、しっかりと休息をとり、できるだけ心に負担をかけないような生活を送り、時間をかけてじっくりと治療すれば治る病気です。

しかしその一方で、症状が悪化すると最悪の場合、人によっては自殺という道を選択してしまうこともあります。

脅かすつもりはありませんが、これは疑いようのない事実です。

いびきを野放しにしておくと、睡眠時無呼吸症候群になる。

睡眠時無呼吸症候群は、循環器系ならびに代謝系の病気の発症率を高める。

さらには、うつ病になるリスクも抱えている。

というように、いびきを軽く考えていると、取り返しのつかない状況をまねくこともなきにしもあらず、なのです。

「たかが、いびき」ではないのだということを、しっかりと認識していただきたいと思います。

睡眠の不調は、薄毛・抜け毛を進行させる

睡眠の不調は毛根を弱らせる

いびきは、循環器系疾患、代謝系疾患、うつ病など、深刻な病気をもたらすだけでなく、私たちを困らせる要素をまだまだたくさん持っています。

直接命にかかわるような、重篤な症状ではないけれど、その症状が進むと非常に困る し悩ましい――。そんな状況に陥ることもあります。

ここで取り上げておきたいのは、ＡＧＡ（男性型脱毛症）です。

いびきが悪化し、睡眠時無呼吸症候群になると、ＡＧＡが進行するということは、ＡＧＡの原因を考えると納得ができます。

ＡＧＡという呼び名は、なんとなくスマートな印象も受けますが、要は薄毛、はげのことです。いろいろな考え方がありますが、男性としては、できれば回避したいという方が多いのではないでしょうか。

医学の研究は、生命に直接かかわる事象が優先されるため、いびき（睡眠時無呼吸症候群）とＡＧＡの関連性についての研究はどうしても後回しになってしまい、明確な原因は解明されていないのですが、推測されるメカニズムはおそらくこうです。

睡眠時無呼吸症候群になると、体内に酸素が取り込まれにくくなります。

すると、酸素を全身に送る役割を担う血液の流れが悪くなり、体内の細胞や組織の活性化が進まなくなります。

血流が鈍ることにより、毛髪に十分な栄養素が届かなくなり、どんどん弱っていって、最終的には抜けてしまう。

そんな、歓迎できない負のスパイラルが起こっていることが考えられるわけです。

血流の低下は、同時にホルモンバランスの乱れももたらします。

ＡＧＡは男性ホルモンの作用によって起こる脱毛症の一種ですので、当然、これが原因のひとつになっていても不思議ではないでしょう。

また、既述の通り睡眠時無呼吸症候群はノンレム睡眠を遠ざけるため、日中の眠気や倦怠感をもたらし、これがストレスを溜め込む原因になります。ストレスとＡＧＡは無関係ではありません。生活習慣の乱れや、それにともなって発生するストレスは、体の新陳代謝を低下させます。

頭皮や毛髪の代謝が悪くなれば自ずと……というわけです。

もちろん、お肌の調子も悪くなり、実年齢より老けて見える状況をつくりかねませんので、男性のみならず女性のみなさんも無視できない話でしょう。

いびきはアンチエイジングの大敵といえます。

このように、いびきを放置しておくと、薄毛や老化に悩まされるシチュエーションを自らまねくことになってしまうのです。

若々しい見た目を保ちたければ、いびきを治し、睡眠の質を高める。

これは必須と覚えておきましょう。

EDや不妊にも
いびきが関わっていた

睡眠時無呼吸症候群とＥＤの意外な関係

いびきには、自分の命だけでなく、未来の命に大きく関係する弊害もあります。

しかも、男性と女性それぞれに発生するもので、いずれも子供の出生に直結するデリケートな問題です。少子化が叫ばれる今の時代、看過できないことだといえるでしょう。

男性にとって無視できない問題は、ＥＤ（勃起不全）です。

いびきとＥＤが関係あるの？

そう思われるかもしれませんが、両者はしっかり連動しており、**睡眠時無呼吸症候群の患者がＥＤになる確率が高い**ことは、医学的な研究報告がなされています。

やっかいなのは、一部のＥＤ治療薬には鼻詰まりの副作用を起こす成分が含まれているため、服用することにより睡眠時無呼吸症候群の症状をさらに悪化させてしまう可能性があるという点です。

そうなると、問題の根本的解決にはならないので注意が必要です。

睡眠時無呼吸症候群がＥＤを引き起こす主な原因は、酸素不足がまねく低酸素血症といわれています。

要するに、血の巡りが悪くなってＥＤが進行してしまうというわけです。

男性の皆さんは、その図式に納得していただけることでしょう。

妊活中の男性で、大きないびきをかく自覚があったり、奥様やパートナーに指摘されたりするなど、睡眠時無呼吸症候群の可能性を示す〝思い当たるフシ〟があったら、すぐに専門の医療機関を受診することをオススメします。

事実、睡眠時無呼吸症候群とＥＤを合併している患者さんが、ＣＰＡＰ（シーパップ、経鼻的持続陽圧呼吸療法（けいびてきじぞくようあつこきゅうりょうほう））によって１カ月治療を行ったところ、約４分の３の患者さんから「ＥＤが改善した」という回答があったという報告もあります。（Gonçalves Ma Guilleminault C, Ramos E, Palha A, Paiva T,et al. Sleep Med. 2005;6(4):333-9.）

いびき問題に真剣に取り組むことが、男性らしさを取り戻すことにもつながってくるのです。

もちろん、いびきが解消されたからといって、たちどころに子供ができやすくなる体質に変化するわけではありません。

でも、確かな前進は見込めます。

前項で紹介したＡＧＡ同様、ＥＤは男性にとって大きな悩みのひとつですので、自覚のある方は本気で向き合ったほうがよいでしょう。

睡眠が妊娠や胎児に与える影響

続いては女性について触れていきましょう。

いびきにともなう睡眠時無呼吸症候群を患う女性が抱えるリスクは、不妊です。

こちらも男性と同じように、まったく子供がつくれないというのではなく、できにくい体質になりやすくなってしまうということ。

いびきは、子供を望む女性にとって大敵なのです。


寝ている間に呼吸が止まることにより、低酸素血症を起こしやすくなるということは先ほど述べた通りです。

そして怖いことに、**睡眠時に母体の酸素濃度が低下すると、着床障害を引き起こす**ことが明らかになっています。


では、めでたく妊娠できたから安心かというと、決してそんなことはありません。

むしろ、妊娠してからのほうが、十分なケアが必要になってきます。

睡眠時の母体の酸素濃度の低下は、妊娠高血圧、妊娠糖尿病や胎盤機能不全症候群など、さまざまな病気の発症リスクを高めるからです。

そしてもちろん、酸素不足は胎児にも影響を及ぼします。

赤ちゃんが子宮内で育っていく過程で、十分な血液や酸素が供給されることが重要なのは自明の理ですが、睡眠時に酸素が母体に取り込まれなくなると、そこに支障をきたすことになるわけです。

健康的に育たないリスクが高まるだけでなく、障がいを持って生まれてきたり、最悪の場合、流産するケースも出てきたりしますので、楽観視は禁物です。

女性の場合も、ＣＰＡＰ治療を受けることによって、流産する確率が下がったという報告があります。

自分自身のためにも、生まれてくる子供のためにも、睡眠時無呼吸症候群を治すに越したことはない、ということなのです。

そのいびきが家族やパートナーを不幸にする

隣人のいびきは高血圧の原因になる

隣で寝ている人のいびきがうるさくて眠れない。
頭に来る。イライラする。ムカムカする。
大げさにいうならば、殺意さえ芽生えかねない。
そんな心境になったことがある人は、かなり多いのではないでしょうか。
ガーガー、グーグーと轟音を立てて寝ている人は気持ちがいいかもしれませんが、
それを聞かされる立場の人たちは、たまったものではありません。

なかには、アスファルトを掘削している工事音と同程度の音量(デシベル)のいびきをかく人もいます。
それを一晩中、隣でやられてしまったら、精神的におだやかでいられるわけがありませんよね。

とくに不満を抱えていることが多いのは、いびきの激しいご主人や彼氏と同じ部屋で一緒に寝ている女性の皆さんです。

男性のほうは、たとえ女性から指摘されても、いびきをかいている自覚がなければ、罪の意識は生まれません。

当然それが、言い争いやケンカの原因になります。

ご主人のいびきを理由に寝室を別にする夫婦は多いようですし、奥様のほうがご主人のいびきに耐えきれずに離婚に至った例もあると聞きます。

私のクリニックにも、夫婦そろって悩み相談に来られるケースは多いです。

いびきは、夫婦円満を阻害する大きな要因になり得ます。

弊害はそれだけにとどまりません。

常習的ないびきは、本人のみならず、隣で寝ている人の健康をも害します。

毎日のようにいびきを聞かされることによって不眠傾向に陥り、さらにはストレスが溜まり、それが血圧の上昇をまねくのです。そして、程度が大きくなると心臓疾患や脳卒中のリスクが増加するという研究結果も出ています。

いびきを放置すると、自身の睡眠時無呼吸症候群になる可能性を上昇させるだけでなく、隣で寝ている人の高血圧を誘発するなど、心身ともに大きなダメージを与えてしまうのです。

いびきは家族やパートナーを不幸にする。

結果的に自分も不幸になる。

これが紛れもない事実であるということを、肝に銘じておきましょう。

重要なのは、大きないびきをかいている人には、その事実をしっかり指摘してあげたうえで、いびきが持っているリスクをお互い認識すること。そして、適切な治療を受けることです。

それを実行すれば、きっと今よりも快適で幸せな人生が訪れることでしょう。

いびきを治せば お金が儲かる!?

睡眠不足は利益損失につながる

睡眠時無呼吸症候群が日中の眠気を誘い、集中力が散漫になって、仕事の作業効率が落ちることは先述した通りですが、この事実を重くみて対策に乗り出している企業も増えてきています。

企業コンプライアンスの必要性が叫ばれる現代となってはなおのこと。とりわけ、一瞬のミスが人命の喪失や多額の損失につながる仕事の場合、ないがしろにするわけにはいきません。

ＪＲグループでは、２００３年に山陽新幹線で居眠り運転事故があって以降、かなり厳しい基準を定めて、いびき検診、無呼吸検診を行っています。

東急グループでも積極的に取り組んでいますし、それ以外にも、水面下で動き始めている鉄道会社や交通会社もあります。

また、航空会社各社も、新人採用検診時に細かくチェックする態勢を整えつつあります。

現在は国から手厚い助成金が出るわけではないので、財源を確保しづらい中小企業に完璧な対策を求めるのは難しい状況ですが、行政機関がいっさい無関心を決め込んでいるわけではありません。

道路事業・鉄道事業を管轄する国土交通省や、自衛隊を統括する防衛省が、この問題に真剣に取り組む姿勢を見せていますし、実際に担当者が私のような専門医に意見を聞きに来ることもあります。

さらには、2019年に開催された日本睡眠学会のシンポジウムでは、職業ドライバーを抱える企業だけにとどまらず、一般企業が睡眠時無呼吸症候群対策をいかにして行うべきかについて、意見交換がなされました。

睡眠時無呼吸症候群による事故やトラブルが社会問題化しつつある一方、それを減らそうとするアクションもちゃんと起こっているのです。

実際に、睡眠時無呼吸症候群への対策が奏功し、事故防止や業績アップへの道筋を示すことのできた企業もあります。

以前、私が対策への取り組みに協力させていただいた東京の某タクシー会社では、ドライブレコーダーとデジタルタコグラフ（速度や走行時間などの情報を記録する機器）を駆使して、症状の疑いのあるドライバーを割り出し、治療を行ったところ、健康面が改善されるだけでなく、明らかに危険な運転が減りました。

加えて、この対策を行うことによって正常な状態のドライバーの意識も高まり、仕事のパフォーマンスが上がるという相乗効果を得ることができました。

そして驚いたことに、結果的にこの会社の売り上げは上がったのです。

いびきを治せばお金が儲かる。

この発想は、あながち見当違いとはいえないのです。

子供のいびきに潜む発達障害のリスク

大人より深刻な子供のいびき

いびきが〝太ったおじさん〟の専売特許ではなく、若い女性ややせている人も無関係ではないことは再三お伝えしてきていますが、これは子供に関しても同じことがいえます。

大人に比べ、率は低いものの、子供もちゃんといびきをかくのです。

その可能性が高いのは、まずはぽっちゃりタイプの子。食の欧米化が進み、飽食の時代といわれるようになって久しいこともあり、一時代前に比べ肥満児は明らかに増えてきています。

太った子がいびきをかきやすい理由、メカニズムは大人と同じ。脂肪が気道を狭くしてしまうからです。

持病が影響するケースもあります。

アレルギー性鼻炎の子は、鼻が詰まりやすいため、口呼吸が多くなります。

アデノイド増殖症や扁桃肥大を持つ子もまた、鼻呼吸が難しくなり、自ずと口呼吸に頼らざるを得なくなります。

結果、いびきをかきやすい体質になってしまうという事例は、たくさん起きているのです。

また、いびきが親から遺伝することもあります。

両親が太りやすい体質だったり、あごが小さかったりしたら、そういった骨格、筋肉、脂肪のバランスや特性が似通ってくるのは明らかなこと。両親が当たり前のようにいびきをかくのであれば、当然、子供もそうなりやすくなるわけです。

とくに気を付けたいのは女の子で、お母さんがいびきをかくタイプというケース。女性のいびきというレアな要素が、そのまま子供に受け継がれてしまう可能性は否定できません。

大人のいびきは、睡眠時無呼吸症候群や、睡眠不足による日中の眠気をもたらしますが、**子供のいびきは、落ち着きのなさや集中力の低下（それにともなう学業不振）をまねいたり、夜尿症がなかなか治らなかったり、ということにつながります。**

さらに、多動性障害や発達障害に関連する可能性も指摘されていますので、軽く扱うわけにはいきません。

我々専門家にとっても、子供のいびきは研究途上のテーマであり、医学的に断定できないことはたくさんあるものの、放っておいていい点がひとつもないことだけは、紛れもない事実として断言できます。

軽度ならそこまで気にする必要はありませんが、あまりにひどい場合は、治すように努めるに越したことはありません。

成長により骨格が日々変化する子供のいびきの治療は非常にデリケートですので、本格的な治療を見据える際はぜひ専門家に相談してください。

オススメ！一人暮らしのいびきチェック法

まずはいびきを自覚するところから

激しいいびきは、隣で寝ている人に多大な迷惑をかけてしまいますが、一人部屋で生活している人や、寝室がほかの家族と別の人、そもそも一人暮らしをしている人は、その限りではありません。

誰にも気にすることなく、思い切りいびきをかくことができます。

とはいえ、それで万事ＯＫというわけにはいきませんよね。

ふだん**一人で寝ている人は、自分のいびきに気付きにくいという、歓迎できない状況に置かれている**からです。

気付いたときには、睡眠時無呼吸症候群が重症化し、それを引き金に大きな病気を患ってしまっていた、なんてことになったら、正直シャレにならないでしょう。

同じ部屋で寝ている人（いびきを指摘してくれる人）がいない分、よりいっそう注意を払わなければなりません。

そこで本項では、ふだん一人で寝ている人のための、いびきセルフチェック方法をいくつか紹介していきます。

これらを参考に、早期発見（自認）、早期治療を促し、大きな疾病になるリスクを少しでも下げられるようにしていただきたいと思います。

また、このパートの最後のページに睡眠時無呼吸症候群の簡易チェックリストも掲載していますので、こちらも参考にしてみてください。

①自分の目でチェック！

鏡の前で口を大きく開け、舌をベーっと出して、奥までのぞき込んでください。舌の太い人、あるいは長い人、口蓋垂（のどちんこ）の大きい人は要注意です。

標準と比較して大きいか小さいかがわからない場合は、他の人に見せてもらうといいでしょう。何人かに見せてもらえば、大小の基準がわかると思います。

また、他の人から「舌が長いね」などと言われたことのある人は、いびきをかきやすい体質であることを疑ってください。

②病歴によってチェック！

子供のころにアデノイド増殖症だった人や、扁桃腺（へんとうせん）の腫れやすい人は注意しましょう。物理的に気道が狭い可能性があります。

また、アレルギー性鼻炎だった人、現在もその症状がある人は、口呼吸のクセがついているかもしれません。

気が付くと口が開いていることが多いという自覚があったり、そのことを他人から指摘されたりした経験がある人は、とくに気を付けましょう。

③睡眠時・起床時の体の状態でチェック！

いびきがひどく、睡眠時無呼吸症候群になると、ノンレム睡眠が訪れにくくなるため、交感神経のスイッチが入ったままになってしまいます。

すると、夜中に何度も目が覚めたり、トイレに行く頻度が増えたり、汗をかきやすくなったりします。

そんな自覚症状のある人は、いびきをかいている可能性大です。

また、起きたときに口の中がカラカラに乾いている場合は、口呼吸が中心になっていることが確実ですので、こちらもいびきをかいていることを疑いましょう。

④日中の眠気や倦怠感でチェック！

明らかに睡眠時間が足りていないときは参考外ですが、十分な睡眠時間をとっているはずなのに、日中に猛烈な睡魔が襲ってきたり、体がダルくてやる気が起きなかったり、という実感があるケースはかなり怪しいです。

とくに、午前中のうちからウトウトしだしたら、それは大きな危険信号。知らず知らずのうちに、睡眠時無呼吸症候群を発症している可能性があります。

ふとんに入って目を閉じている時間がいくら長くても、ちゃんと眠れているとは限りません。

良質な睡眠がとれているかどうかは、日中のコンディションを見ればある程度はわかるものなのです。

⑤アプリを使ってチェック!

最近はいびきチェック用、睡眠時無呼吸チェック用の優秀な無料スマホアプリが開発されていますので、それを活用するというのもひとつの手です。

寝ている間にいびきを録音したり、体動(寝返り)を記録したりしながら、睡眠効率の良し悪しをアプリが調べてくれます。

さすがに医学的な診断には使えませんが、いびきをモニタリングするレベルなら十分な働きをしてくれますので、ぜひ試してみてください。

インターネットで検索してみれば、アプリの種類がたくさん出てきます。

⑥大人数で旅行に行ってチェック(してもらう)!

一人暮らしの人は、隣で寝ている人がいないから、自らのいびきに気付きにくい。

ならば、強制的に隣で寝ている人がいる状況をつくってしまおう。

そんな、発想の転換によって生まれた、裏技ともいえる方法です。

友人でも、職場の仲間でも、女子会でも男子会でもなんでも構わないので、できるだけ大勢で旅行に行く。

できれば温泉旅館など、和室の大きめの部屋に泊まり、複数人が同じ空間で眠るようにする。

そして、いびきをかいていたら教えてもらう。

そうすれば、一発でわかる。というわけです。

いびき問題は非常にデリケートですので、相手にストレートに伝えづらいもの。とくに女性は、自分が指摘されたら恥ずかしいという思いがあるので、なかなか一歩を踏み出せないでしょう。

よって、事前に「自分のいびきがうるさかったら、遠慮なく言って」と宣言しておくことが重要です。気遣い無用という前提があれば、かえって大げさなくらいに教えてくれると思います。

大人数での旅行というのはなかなかハードルが高く、簡単に実行に移せるものではありませんが、もしもそんなチャンスが巡ってきたら、ぜひ試してみてください。

友人が、あなたの救世主になってくれるかもしれません。

⑦医療機器を使ってチェック！

簡易的な方法は信用できない、あるいはそれでは納得できないという方は、専門の医療機関を訪れてください。

患者さんの睡眠状態をチェックすることに特化した医療機器を使えば、いびきの有無のみならず、睡眠時無呼吸症候群か否かも、たちどころにわかります。

まずは簡易的な方法で試してみて、疑わしかったらちゃんと診察してもらう、というステップを踏んでもいいでしょう。

いびきを理由に病院に行くという行為は、一般的なイメージからすると敷居が高く感じるかもしれませんが、これがいちばん確実かつ最善の手段であることは確かなのです。

日本睡眠学会のホームページに、睡眠専門医や専門医療機関の一覧が掲載されていますので、気になる方はこちらを参考にしてください。

・日本睡眠学会　http://jssr.jp/data/list.html

いびき・睡眠時無呼吸チェックリスト

このテストでは睡眠時無呼吸症候群（SAS）のリスクを簡易的に評価します。

SAS の特徴に日中に強い眠気を感じたり、居眠りをしてしまうことがあります。
あなたの健康状態から SAS の可能性をチェックしてみましょう。

以下の 7 つの質問にすべてお答えください
（あてはまる項目の点数を合計してください）

	質　問	点　数
□	しょっちゅう（常習的に）いびきをかく	1.5
□	肥満傾向がある	1.5
□	高血圧がある（高血圧の薬を飲んでいる）	1.5
□	昼間の眠気・居眠りで困ることがある（仕事中、会議中、運転中など）	1.5
□	寝付きは悪くないが、夜間の眠りが浅い、またはしばしば目が覚める（トイレで目が覚める場合も含む）	1.0
□	いくら寝ても朝疲れが取れていない感じがする。もしくは朝しばしば頭痛がある	1.0
□	お酒を飲んでいない日でも、夜間寝ている時に息が止まる日がある	3.0
	合　計	点

合計が 3 点以上の方は睡眠時無呼吸症候群（SAS）の可能性が高いです。

〈監修〉東京医科大学睡眠学講座／公益財団法人神経研究所／医療法人絹和会　井上雄一　より

PART 5

いびきをかかない体をつくる生活習慣

肥満はいびきを連れてくる

無理のないダイエットがいびき解消への近道

いびきを治したかったらやせなさい。

私は、このようなことを短絡的に言いたくはありません。

いびきの原因のすべてが肥満にあるとは限りませんし、無理なダイエットは健康を害することにつながりかねないからです。

しかしながら、**太っている人のほうが圧倒的にいびきをかきやすい**ということは事実。医学的にも、しっかりとデータが出ています。

だから、いびきに悩まされている人に、やせなくても構わないとか、太ったままでいいとか、ポジティブすぎることを言うわけにもいきません。

なんとも中途半端な物言いになってしまいますが、望ましいのは無理のないダイエット。これに尽きます。激しいトレーニングを行わなくても、極端な食事制限を課さなくても、やせることは可能です。

慢性的な運動不足と暴飲暴食は論外ですが、正しい知識を元に適度に体を動かして、規則正しく栄養バランスのとれた食事をとれば、肥満を解消することはできます。

残念ながら、いびきに必ず効くという運動方法はありませんが、まったく運動をしないよりは、少しでも体を動かしたほうが、いびきの改善に結びつくことは確かです。

具体的にいうと、呼吸法を強く意識したヨガやピラティスがオススメ。これらは副交感神経を優位にし、心地良い眠りをもたらす働きをしてくれますので、寝る前に行うと効果的でしょう。

また、個人的な経験からもオススメなのは、肩甲骨周辺の筋肉をほぐすことができ、それが安眠につながる水泳です。

**肩甲骨や腕には、睡眠と深くかかわる深部体温（後述します）を上げてくれる褐色脂肪細胞が多く存在しているので、ここをよく動かして刺激することで、深部体温を上げてくれるのです。泳ぎに行くことが難しい場合は、肩をぐるぐる回すストレッチをやるだけでも、効果があると思います。

「わかっちゃいるけど、続かないんだよね……」

そういう人は、同じ目的を持った仲間を見付けることが成功の近道になります。なぜなら、常に誰かに行動を監視されていると、人間の心理としてサボりづらくなるからです。

一世を風靡（ふうび）している肉体改造ジムのライザップは、なにか特別なロジックを用いて現状を導いたわけではありません。担当のトレーナーが、直接の指導、電話、LINEなど、四六時中しつこいぐらいにサポートして、本人をその気にさせ続けていることによって、多くのダイエット成功事例を積み上げてきたのです。

1人で孤独に取り組むダイエットは失敗しがちですが、2人ならば成功の確率はグッと上がります。これはぜひ覚えておきましょう。

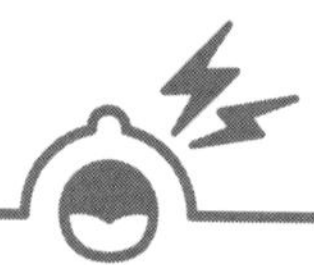

お酒はいびきを誘(いざな)い、快眠を遠ざける

寝酒はいびきの大敵

前章でお酒といびきの関連性について触れました。

お酒は筋肉を緩める働きがあり、気道を狭くしたり、舌根沈下（ぜっこんちんか）をもたらす原因になったりする、ということは既述の通り。

飲み過ぎれば飲み過ぎるほど、その傾向は強まっていき、人によっては大いびきをかく日々から抜け出せなくなってしまいます。

お酒に関しては、違った観点からもう少し解説したいことがありますので、本章でも別のトピックスとして取り上げることにしました。

皆さんにお伝えしたいのは、寝酒の弊害についてです。

いわゆる「飲み過ぎ」が発生しやすいのは、飲み会や宴会など、仲間と楽しむお酒だったり、付き合い酒の場だったりしますよね。

立場やシチュエーション上、不可抗力に近い状態で飲まざるを得ないケース、あるいは楽しくてついつい飲んでしまうケースはあるでしょう。


でも、寝酒は違います。

こちらは、スムーズに眠りにつくために、自ら率先して飲むお酒です。

付き合いでもなければ、お楽しみでもありません。

摂取する量は自らコントロールできますし、飲まないという選択肢もあります。


結論からいうと、寝酒はよくありません。

できれば、やめたほうがいいです。

適量のお酒はリラックス効果を高めてくれるので、飲むこと自体を全否定はしませんが、寝酒に関してはさにあらず。

歓迎できない要素をたくさん持っているからです。

まず、**睡眠中にお酒が体内で分解されることによって交感神経が刺激**されます。

交感神経が優位になると、体が緊張して疲れが取れにくくなるばかりでなく、脳が休息しづらい状態になります。

お酒を飲んだ直後は、精神的にリラックスできたとしても、その後に〝リバウンド〟がやってくるのです。


また、アルコールには利尿作用がありますので、当然トイレが近くなります。眠れたと思ったら、おしっこがしたくなって途中で目覚めてしまう。

これでは、なんのためにお酒を飲んでいるのかわかりません。


寝る前にお酒を飲むと確かに入眠はよくなりますし、寝付きの悪い人には多少の効果があるでしょう。

しかし、長い目で見れば、寝酒はマイナス要素のほうがはるかに大きいのです。

「寝酒の飲み過ぎ」は論外と認識してください。

禁煙は、いびき卒業への近道

喫煙はいびきを増幅させる

近年、タバコによる健康被害ならびに、受動喫煙がもたらす多大な悪影響に対する意識が高まったことを受け、禁煙の風潮が加速度的に強まりつつあります。飲食店が分煙システムを導入したり、喫煙室や喫煙スペースを設けたりするのは今や当たり前で、完全禁煙制を導入するお店も増えてきました。

本書はタバコがメインテーマではありませんので、被害や影響については詳しく掘り下げませんが、あえて説明せずとも、いかに体に悪いものであるかは皆さんもよくご存知のことでしょう。

愛煙家・ヘビースモーカーにとっては、世知辛い世の中になってしまったかもしれません。

でも、タバコを吸ってなにひとついいことがないのは事実。

これは、医師として声を大にして主張したいと思います。

タバコが与える害、及ぼす影響については、さまざまなものが挙げられますが、実はいびきにも深く関係しています。

タバコを吸わない人に比べ、日常的に吸う人のほうがいびきをかきやすいという研究結果がしっかりと出ているのです。

1994年にアメリカの研究チームが発表した、約800人を対象とした調査報告によると、喫煙者のほうがいびきをかく割合が2・29倍多かったそうです。

さらに、タバコを吸う本数が多い人ほど、いびきをかきやすくなるというデータも出ました。

そればかりか、この研究によって、**喫煙者の周りの人も、いびきをかく確率が高まる傾向にある**ことが明らかになりました。

非常に迷惑なことに、自分がいっさいタバコを吸わなくても、受動喫煙によっていびきをかきやすい体質になる可能性があるのです。

タバコがいびきを増幅させる詳しい原因は、睡眠中に体内のニコチン濃度が高まることにより鼻詰まりを起こし、口呼吸主体になってしまうため、さらにヘビースモーカーがなりやすい慢性気道炎症とも無関係ではないため、といわれています。

いずれにせよ、タバコが万病のもとであるという事実は変えられません。

自分のためにも、家族のためにも、それ以外の周囲の人たちのためにも、タバコは極力控えましょう。

そして、やはりできればきっぱり禁煙することをオススメします。

「食べてすぐ寝る」は安眠の敵

寝る直前の食事は肥満と浅い眠りをまねく

「食べてすぐ寝ると牛になる」ということわざがあります。

日本では古くから、食事の後にゴロンと横になるのはお行儀が悪いとみなされており、それを戒めるために、このようにいわれるようになったというのが通説です。

そして、この「牛になる」が転じて「太る」と解釈されることもあります。

しかし、ことわざ通りに「横になる」場合、太る要因にはなりません。

そうすることによって、胃腸の血流が良くなって働きが活性化し、食べものの消化能力が高まるからです。

「食べてすぐ寝る（横になる）」は肥満防止の効果があるので、医学的にはむしろオススメといっていいかもしれません。

その一方、横になるだけにとどまらず、そのまま眠ってしまうのはご法度で、こちらは肥満を促進する可能性があります。

主な理由はシンプルで、体に取り込んだエネルギーを消費できないまま、中性脂肪として溜め込まれてしまうからです。


また、遅い時間帯に食事をとり、直後に眠ってしまうのはさらに危険。脂肪蓄積作用のある、ＢＭＡＬ１（ビーマルワン）という体内時計を司るたんぱく質が深夜帯に多く分泌されるようになっているからです。

つまり、食べてすぐ横になるのは推奨されるものの、太りたくなければ、本当に寝てしまってはいけないということ。

とくに遅い時間帯の食事、それも寝る直前の食事には注意しましょう。

マイナス要素はほかにもあります。

なにより無視できないのは、安眠が妨げられてしまうということです。

食事をとると血糖値が上がりますので、それを正常な状態に戻すためにインスリンが分泌されます。

これが起きているときなら問題ないのですが、寝ているときは体が活動していない分、インスリンが働き過ぎてしまいます。

すると、低血糖状態にならないように自律神経が刺激され、交感神経が優位な状態になります。

結果的に、浅い眠りになってしまうのです。

いびきの防止・改善という主旨からは少しズレますが、**いびきと安眠、つまり睡眠の質の良し悪しは大きく関係しています**ので、決して無視することのできない問題でしょう。

寝る直前の食事は、太りやすくなるだけでなく、睡眠の邪魔にもなる。

これをしっかり頭にインプットしておきましょう。

当然、お酒との〝併せ技〟は、最悪以外のなにものでもありません。

ブルーライトは睡眠ホルモンを妨げる

ふとんに入って電気を消したらスマホはNG

お酒、タバコ、就寝前の食事など、いびき防止や安眠の敵になり得る禁止事項をいくつか挙げてきましたが、NG項目はまだまだあります。

昨今、とくに問題視されているのが、ふとんに入って部屋の電気を消してからのスマホいじりです。

寝る前にちょっとだけゲームをする。
ちょっとだけ動画を観る。
ちょっとだけニュース記事を読む。
ちょっとだけ友達とLINEをする。

これらはすべて、睡眠の質を著しく低下させます。
しかも、「ちょっとだけ」のつもりが、楽しくなったり盛り上がったりして、長時間に及んでしまうこともしばしば。

心当たりがありすぎて「ドキッ」とした人は多いと思いますが、睡眠をしっかりとり、健康を維持したいのであれば、やめたほうがいいでしょう。

理由はハッキリしていて、スマホの画面から発せられる「ブルーライト」という光が、体内時計に影響を与え、睡眠のリズムを崩してしまうからです。

具体的にいうと、**ブルーライトが脳の内部にある松果体という部位を刺激し、睡眠ホルモンのひとつであるメラトニンの分泌を抑えます。**

それによって、体がどんどん眠りを欲さなくなっていくのです。

ほかにも、睡眠に悪影響を与える要素はあります。

SNSを通じてやり取りする相手や、その内容によっては、興奮したり、悲しくなったり、怒りを覚えたり、ということもあるでしょう。

当然、大きなストレスを負う原因にもなりかねません。

そんな状態で、ぐっすりと眠ることは難しいですよね。

この「寝る前スマホ」を毎日欠かさずやっている人（もしかするとあなた自身）の未来を想像してみてください。

最初は、日中にちょっと体がダルくなる程度で済むかもしれませんが、いつしか慢性的な寝不足などの睡眠障害を抱えるようになり、重症化すると不眠症になる可能性も否定できません。

これはスマホに限った話ではなく、パソコン、タブレット、薄型テレビなど、LED照明が使われている画面を見る場合はすべて同じです。

この習慣を続けていくと、日を重ねるごとに、あなたを安眠と健康から遠ざけてしまうでしょう。

睡眠の質を上げる寝る前のコツ

ぐっすり眠るために避けるべきこと

前項で触れた「寝る前スマホ」はなるべく我慢していただきたいことですが、そこまでの悪影響ではないものの、できれば寝る前にはしないほうがいいという習慣や行動もあります。

それは、寝る直前の歯磨きです。

後はふとんに入って寝るだけ、という状況になったときに歯磨きをする習慣が身についている人は多いはず。

でも、ここで一度そのルーティンを見直してみてください。

寝る直前の歯磨きがなぜ推奨できないか？

それは、**過度に歯茎を刺激するとメラトニンの働きを弱めるのではないかといわれているから**です。

先ほど、ブルーライトがメラトニンに与える影響について説明したように、この睡眠ホルモンの分泌量や働きが抑えられてしまうと、確実に睡眠の質は悪くなります。

ですので、寝る直前にせわしなくガシガシと歯を磨くのはなるべく控え、もう少しゆとりをもって眠る態勢を整えられるようにしてください。

夕食を終えたら、歯磨きを早めに済ませておくことを習慣にできるとよいでしょう。そうして、ふとんに入ったら、家族やパートナーとおしゃべりをしたり、LEDではない照明のもとで本を読んだりしながら、ウトウトするのを待つ。

これが、最も推奨できる入眠までのプロセスです。

反対に、寝る前に必ずすべきこともあります。

なんといってもトイレです。

たとえ**尿意がなくても、夜に水分を多めにとったという自覚がなくても、ふとんに入る直前にトイレに行く**習慣を身に付けてください。

これを徹底するだけで、夜中に目を覚ます頻度を圧倒的に減らすことができます。

「寝る前にコップ1杯の水を飲むといい」
「心筋梗塞や脳梗塞を防ぐことができる」

一部ではこのような説も推奨されていますが、私は疑問に思います。水を飲めば、確実にトイレが近くなるからです。

たとえそのような効果が多少あったとしても、夜中に目覚めてしまう可能性を高めてしまうことのほうが、長い人生を考えれば、はるかに大きな問題でしょう。

とりわけ、中高年の皆さんは注意してください。

腎臓や膀胱など、泌尿器系の働きが若いころに比べ落ちてきているため、尿意を感じやすくなっているからです。

寝る前にはコップ1杯の水を飲むのではなく、トイレに行って用を足す。

これを実践して、健康的な生活を送れるように努めましょう。

睡眠薬とは正しく付き合う

睡眠薬がいびきを悪化させるケースがある

先にお伝えしておくと、私は睡眠薬を全否定するつもりはありません。

最近では、メラトニンやオレキシンといった、睡眠や覚醒に関与するホルモンの受容体に働く、依存性が生じにくい睡眠薬もありますし、服用することによって睡眠の質が良くなる人はいます。また、いびきのボリュームや回数が軽減される人もいます。

人によっては、睡眠薬がとてつもない威力を発揮してくれることがある。

時に強い味方になってくれる。

これは紛れもない事実です。

しかしその一方で、積極的に推奨したくないという思いも持っています。

睡眠薬に頼らずに、スムーズに眠ることのできる体質や、生活リズムをつくってほしい。

できることなら飲まないほうがいい。

これがベストであり、私の本音です。

睡眠薬が重大なトラブルを引き起こす可能性はまずありませんが、やはり薬ですので、副作用が生じるリスクはあります。**寝ているときに筋肉を弛緩させてしまい、いびきが悪化する場合もある**ということは、前章のうつ病の項で触れた通りです。

また、睡眠時無呼吸症候群の患者さんが、本来眠っているべき時間帯に目を覚ましてしまう「中途覚醒」を防ぐために睡眠剤を使用することにより、かえっていびきや無呼吸が増えてしまったというケースも散見されます。

病気を治すために薬を飲んだら、さらに症状が進行するという悪循環。

まさに逆効果以外のなにものでもありません。

なによりいただけないのは、睡眠薬に依存する体質になってしまうことです。

身体的にも、精神的にも、睡眠薬を飲まないと寝られないという人はかなり危険。

そんな習慣が身に付いた状態で、健康的な生活を送れるわけがないということは、誰の目にも明らかでしょう。

寝付きが悪いので、まずは市販薬で試してみる。
効果が薄いので、病院で睡眠薬を処方してもらう。
それでもあまりよく眠れないので、さらに強めの薬を出してもらう。
これは絶対に避けるべきです。睡眠薬が効かない人がより強い薬に手を出しても、本質的な問題解決に至ることはありません。

明らかにプラスの効果がある人が、医師の指導などに基づき、適切な種類の睡眠薬を適時・適量を服用する分には構いませんが、そうでない場合は、別の解決策を探りましょう。

いびきや睡眠時無呼吸症候群を本気で治したければ、睡眠薬とはできるだけ距離を置くべきなのです。

通勤帰りの電車では座るな

夕食後のうたた寝は熟睡の敵

自宅で夕食をとった後、ソファや畳にゴロンと横になり、のんびりとテレビを観たり、スマホをいじったり。

そんなことをしているうちにウトウトしてきて、うたた寝してしまうことってありますよね。

満腹状態だったり、お酒が入っていたりしたら、その確率は一気にアップすると思います。

これは、外出先から帰宅する際の電車の中でも同じ。

仕事帰りの電車の席で、知らず知らずのうちに船を漕いでいたという経験はどなたにもあることでしょう。

こちらも、食事やお酒を召し上がっていたらなおのことです。

そんな人の気持ちは、私もものすごくよくわかります。

夕食後のうたた寝は、とても心地いいですからね。

なかには、あえてそういう状況をつくる人もいるでしょうし、かくいう私も、たまに自宅でやってしまいます。


でも、本来眠るべき時間帯にしっかり睡眠をとりたいのであれば、**夕食後（夕方以降）のうたた寝は、やめる**ように努めましょう。

眠くなっても我慢する。

ソファや畳で横にならない。

帰りの電車では座らない。

これが、良い睡眠のためには必須です。


眠気は、丸一日かけて徐々にコップに溜まっていく水のようなもの。

夜の遅い時間帯に表面張力ギリギリで一杯になり、それを一気にひっくり返すことによって、深い眠りに落ちることができます。

にもかかわらず、途中でビシャビシャとこぼしてしまったら……。いざというときに、勢いよくあふれ出してくれなくなりますよね。


電車の中ではとにかく我慢。

家で夕食後に眠くなったら、お風呂に入っていったんリフレッシュするようにしましょう。後述しますが、就寝前の入浴は、そのタイミングや入り方によって、安眠を支える強力な援軍になってくれます。


ちなみに、日中（15時より前）の昼寝は夜の睡眠の邪魔になりませんので、無理に我慢する必要はありません。

時間が確保できるのなら、できるだけ体を休めるようにしてください。

睡眠時間不足の解消にはなりませんが、その後のパフォーマンスアップには大きく影響してきます。

眠気の元・深部体温を入浴でコントロールする

睡眠の質を上げる入浴のコツ

なにか特別な事情のある人や、性格的に無頓着な人でなければ、ほとんどの日本人は毎日お風呂に入ります。

その習慣は、ひとつの文化として浸透しています。

気温の高い夏場は湯船に浸かることが減るかもしれませんが、それでもシャワーは欠かさないでしょう。

入浴の主たる目的は、体をキレイにすること、清潔を保つことですが、ここでは、それ以外の目的にもぜひ目を向けていただきたいと思います。

それは、体を温めるということと、心をリラックスさせるということです。

こと睡眠の質を上げるというテーマを突き詰めるならば、両者を重視しないわけにはいきません。

とくに、体を温めることは、寝付きをよくするためには必要不可欠です。

お風呂に入って湯船に一定時間浸かると、体が芯から温まって、睡眠に大きな影響を与える深部体温が上昇します。

体の表面の温度である皮膚温に対して、**深部体温とは、脳や内臓など体の内側の体温のこと**で、これは1日を通して決まったリズムで変動しています。

深部体温は、朝、目覚める頃から上昇し始め、日中は高めの状態のまま推移し、夜になるにつれて低くなっていきます。

具体的な時間で考えてみると、例えば朝の8時に起床した場合、その約11時間後の19時頃に最も高くなり、そこから少しずつ下がっていきます。

私たちの体は、深部体温の低下によって眠くなるという仕組みになっています。

良い睡眠がとれていない人は、この深部体温のリズムが乱れてしまい、夕方のピークの時間帯になっても体温が上がりきらない、逆に、夜、ふとんに入る時間になっても体温が下がらないなどの問題を抱えていることが多いです。

この深部体温を調整するうえで、入浴が有効なのです。

お風呂からあがって徐々に深部体温が下がっていくと、自然と眠気が強くなっていきます。

つまり、**入浴することによって意図的に深部体温のピークをつくり、熱が抜けていく過程で眠気をつくり出せる**ということなのです。

寝付きが悪いという人は、この〝仕組み〟を利用しない手はありません。

理想的なのは、寝る1時間半から2時間ほど前に入浴することです。

それくらいの時間帯に深部体温をピークにしておけば、ふとんに入るタイミングで、ちょうどいい頃合いにマックスの眠気がやって来るでしょう。

もっと早い時間帯、例えば18時、19時あたりに体をキレイにするための入浴を済ませていたとしても、睡眠のために22時ごろにもう一度湯船に浸かる、という作戦も有効です。

日本人がお風呂に入る回数は昔に比べて変わっていないものの、入浴時間は年々短くなっているといいます。

現代人の多くは、仕事やプライベートなどに追われ、なにかと忙しい日々を送っているからでしょう。しかし、しっかり睡眠をとりたいのであれば、最低10分は湯船に浸かって体を温める時間をつくるようにしてください。

夏場、湯船に浸かるのが億劫な場合は、首の後ろにちょっと熱めのシャワーを当て続ける方法がオススメです。

首の後ろには、太い動脈など、多くの血管が集中しているため、ここにお湯を集中的に当てると、湯船に長い時間浸からなくても、血行を良くすることができます。

血行を良くすることで、効率的に深部体温を上げることができるのです。

41度くらいの温度に設定し、親指でうなじのくぼみを上下にマッサージしながらお湯をかけると、湯船に浸かるのと同様の効果が期待できます。

理想的な睡眠は、心と体をリラックスさせることから

湯船の中でストレッチをして血行を促進

お風呂に入る時間を十分に確保できる人、より良質な睡眠を求めている人のために、プラスαのオススメの入浴法をいくつか紹介します。

もちろん、『ドラえもん』のしずかちゃんのように、常にお風呂に執着する必要はありません。常識的な範囲内で、実践できる方法ばかりです。

湯船に浸かっているときにぜひやっていただきたいのは、脚のマッサージやストレッチです。

ふくらはぎや太ももを揉んであげる。

足首を回したり、両脚をバタバタ動かしたりする。

これを繰り返してみてください。

これらのマッサージやストレッチは、湯船に浸かっているあいだに深部体温を上げるだけでなく、血行も良くしてくれます。

血行が良くなれば、就寝中に成長ホルモンの分泌が促進され、自ずと睡眠の質が上がる、というわけです。

それから、鼻歌を歌うのもいいでしょう。浴室に充満している湯気が鼻の中の粘膜を適度に刺激し、通りを良くしてくれるからです。

これをやれば、いびきや睡眠が劇的に改善されるという研究結果が出ているわけではありませんが、構造的にプラスの効果があることは確かでしょう。

鼻の通りが良くなれば、口呼吸の割合を減らすことにもつながるからです。

それと同時に、本書が推奨するメインメソッドのＳＴＥＰ１も、ここで行うとさらに効果的かもしれません。

お風呂で舌の筋トレをして、ラ行の発声をすれば、鼻だけでなく、口やのども湿気で潤います。

これを湯船に浸かった状態でやれば、一石二鳥にも三鳥にもなるわけです。

最後に紹介するのは、浴室を暗くする方法です。

真っ暗になってしまうと危ないので、脱衣場の電気は点けたままで、浴室の電気だけを消すのがオススメ。浴室のドアはすりガラスなどになっていることが多いと思うので、ドア越しに明かりを確保することができると思います。

トイレと一体型のユニットバスの場合は調整が難しいかもしれませんが、持ち運べるミニライトのようなものを活用すれば薄暗い浴室をつくれるのではないでしょうか。

これによりもたらされるのは、リラックス効果です。

お風呂で癒すのは体だけではありません。

心も癒すことによって、日中に溜め込まれたストレスを解放してあげる。

そしてそれが、理想的な眠りを皆さんに届けてくれるのです。

いびき・不眠対策のプラスαワザ

寝付きをよくするカギは、適度な疲労・温度・リラックス

これまで、いびきを治す方法、安眠を導く方法をいくつも紹介してきましたが、実践すればプラスに作用する方法はほかにもあります。

「いびきが治る可能性が高まるのであれば、どんなことでも試したい」
「寝付きをよくするためなら、なんでもやってみたい」

そんな皆さんのために、本章の最後に「プラスα」のテクニックや、身に付けておくとよい習慣をまとめてお伝えしていきます。

まず、**日中にどこかに出かけたり、移動をする際に、時間に余裕があればできるだけ遠回りすること**を心掛けてください。

自宅から駅、駅から勤め先などに徒歩で移動する際は、最短距離のルートを歩いて

いる方が多いと思いますが、その距離をあえて長くするのです。

これにより、一定の運動効果がもたらされます。

日常的にジムに通ったり、散歩やジョギングをしたりするのは、けっこうハードルが高いですよね。

でも、ふだん当たり前のようにとっている行動やルーティンに、なにかを「ちょい足し」することは、それほど難しくはないはず。

朝は忙しくて余裕がないかもしれませんが、帰宅する際ならば実践できるのではないでしょうか。

長く続ければダイエット効果も期待できますし、日中に適度に体を疲れさせれば、その分眠りやすくもなります。


同様の理由から、建物の階を移動する際に、エレベーターやエスカレーターではなく、階段を選択するのもオススメです。

職場的に問題がなければ、革靴やパンプスではなくスニーカーを履くと、より歩きやすくなるだけでなく、モチベーションも上がると思います。最近では、職場に革靴を「置き靴」して、スニーカー通勤をしているビジネスマンも増えています。

就寝前に深部体温の上昇を支えるという意味では、**夕飯に辛い料理を食べる**という手もアリといえばアリです。

辛い料理は、交感神経を刺激し、血行を促進する作用があり、それにともなって深部体温の上がり方が良くなることがわかっています。

さすがに体に大きなダメージを与えそうな激辛料理は推奨できませんが、麻婆豆腐やキムチチゲなど、カプサイシンを豊富に含んだちょい辛料理ならOK。体を芯からポカポカにしてくれます。

そして、深部体温が下がりきらないうちに、就寝の1時間半前の入浴に結び付けるのがベスト。体をより眠りやすい状態にもっていってくれます。

それから、**おやつやデザートにチョコレートを食べる**のも悪くはありません。

チョコレートに含まれるアミノ酸の一種のGABAが、リラックス効果を持っているからです。GABAは、ストレスを和らげ、興奮した神経を鎮めてくれます。こちらも適量であることが前提になりますが、摂取することによって心地良い眠りのサポート役になり得てくれるでしょう。

空腹で眠れないというときに、しっかりと食事をとってしまうのはいただけませんが、チョコレートを少し口にするくらいなら問題なし。空腹を紛らわせ、そのうえ眠りやすくなりますので、まさに一石二鳥です。

リラックス効果、ヒーリング効果が得られるという観点においては、**室内にリラックス効果のある香りのアロマディフューザーを置いたり、お香を焚いたりする**のも有効な方法です。その際、部屋の明かりを暗めにすると、効果を高めることができると覚えておいてください。

さらに、コーヒー豆の香りをかぐと、睡眠に良い効果を与えることが近年の研究で明らかになっています。

コーヒーは、飲むとカフェインによって睡眠に支障をきたす可能性がある一方、豆の段階で香りをかぐ分には、逆にプラスに作用してくれるのです。

寝室の温度ももちろん重要で、とくに夏場は寝苦しいほどに暑い状態にするのは絶対に避けるようにしてください。

地球温暖化が進み、平均気温や最高気温が年々上昇しつつある今の日本では、エアコンを点けっぱなしにして寝ることが不可欠です。

もともとエアコン嫌いの人や節約家の人はいらっしゃるでしょうが、そこはどうにか堪えて、**眠りやすい室温に設定する**ことを意識しましょう。

睡眠時は深部体温が通常よりも1度ほど下がりますので、エアコンの設定温度は日中プラス1度を目安にすることを推奨します。

また、男性と女性ではエネルギーの代謝量や温度の感じ方が異なり、女性のほうがデリケートですので、さらにプラス1度を心掛けるといいでしょう。

ご夫婦やカップルなどで寝室が同じという場合は、温度は女性基準で設定し、男性側の壁側に向けて扇風機を回してください。

そうすれば、空気は循環するけれども、直接風が当たらないようになるので、室内の体感温度のバランスが保てます。

最後に紹介するのは、**口呼吸を防ぎ、鼻呼吸の促進をサポートしてくれる、点鼻薬や医療用のテープ**です。

点鼻薬は、鼻腔内にスプレーすることによって鼻の通りを良くする液状の薬で、一時的に鼻詰まりを解消してくれます。さすがに朝まで効果が持続することはありませんが、寝付きを良くし、入眠時のいびきの軽減に一役買ってくれることは間違いありません。

口の外側に縦に貼って強制的に口を閉じさせるテープ、そして、鼻の頭から両サイドにかけて横に貼ることによって鼻孔（びこう）を拡張させるテープも有効です。いずれかの単独使用にせよ、両者の併せ技にせよ、鼻呼吸せざるを得ない状況を物理的につくり上げてくれますので、安眠といびきの軽減を同時にもたらしてくれるでしょう。

点鼻薬も口や鼻に貼るテープも、薬局やネット通販で、安価かつ手軽に購入することができます。ぜひ一度、お試しください。

おわりに

いびきを放っておくと、どれだけ怖いことが待ち受けているか――。

本書に最後まで目を通された皆さんは、これを十二分に理解されたことと思います。

いびきは、ご自身のみならず、ご家族など身の回りの人も不幸にしかねない厄介者です。できるだけ速やかに排除し、体に負担をかけない、快適で静かな睡眠を手にできるように、ぜひ取り組んでいただきたいと思います。

本書で紹介した、①就寝前の舌の筋トレ、②シムスの体位による睡眠、③朝食の1杯のみそ汁は、いずれもいびきの予防と改善に威力を発揮してくれます。

さらには、ふだんから注意したほうがよいこと、心掛けてもらいたいこと、生活習慣のコツ、プラスαのテクニックなどもたくさんお伝えしてきました。

なかには、これらを忠実に実践することによって、すでに効果を実感されている方もいらっしゃることでしょう。

いびきが軽減されれば、究極的には完全になくなれば、今以上に健康的で幸せな人生が訪れることは確かです。

しかし、もちろん効果には個人差がありますし、残念ながら誰でも絶対に良くなるという方法は存在しません。

一定期間、試してみても、なかなかいびきが収まらないという方もいらっしゃると思います。

症状があまりにもひどい場合は、やはり専門の医療機関で診察してもらう必要があります。

放置は絶対にＮＧですので、自分の力だけでは治せないと判断された方は、すぐに次のステップに移行しましょう。

病院に行けば、自宅もしくは病院で行う検査結果を元に、いびきや睡眠時無呼吸症候群に特化した医療機器を使った治療を受けることができます。

これら専門の医療機器のほとんどが、気道を広げたり、口呼吸ではなく鼻呼吸を促進させたりすることを目的とするものです。

最もお手軽なのはマウスピース。これを口に装着すると、下あごを上あごよりも前に出すように固定させることで、舌を引き上げ、気道を広げてくれます。なおかつ、口をガチっと閉じさせてくれる働きによって、鼻呼吸がしやすくなります。

要治療と診断されれば保険が適用されますので、安いものであれば1万円以下でご自身に合ったものをつくることが可能です。

万が一、保険適用のものが合わなかった場合は、海外でも有効性が報告されている、自費診療で作製するマウスピースもあります。

また、鼻の空気の通りを良くするために鼻の穴に入れる、ナステント®という使い捨てのチューブも、いびき減少に一役買ってくれます。

こちらはマウスピースよりも目立たないうえ、装着した状態でも会話をしたり、飲み物を飲んだりすることができる点が大きなメリットです。非常に柔らかな素材でできていますので、体への負担もほとんどありません。ただし、自費診療になるため、費用面がネックになるかもしれません。

それでも改善されない場合は、ＣＰＡＰという睡眠時無呼吸症候群に有効な治療法を選択することが推奨されます。

これは、睡眠時に鼻にマスクを装着し、寝ている間、機械で圧力をかけた空気を鼻から送り込むことによって気道を広げ、いびきや無呼吸を防ぐ方法です。

保険適用による1カ月の医療費はだいたい5千円ほどです。

ＣＰＡＰは、睡眠時無呼吸症候群の治療法としては最も効果の高いものとされており、これを使用したことで、初めてぐっすりと眠ることができたとおっしゃる患者さんもいらっしゃいます。

鼻呼吸のクセをしっかりと付けていくために、継続した通院・治療が必要になりますが、使用率を高め、使用時間を長くしていけば、高血圧や糖尿病が改善したり、心臓病の予防につながったりする可能性があります。

もちろん、一度この治療法を導入したら、一生付き合っていかなければならないというわけではありません。食事療法や運動療法などを併用し、減量が進むなどして無呼吸が改善されることにより、ＣＰＡＰから〝卒業〟することのできた患者さんもいらっしゃいます。

ＣＰＡＰによる治療を行っても症状が良くならない方は、そもそも無呼吸になりやすい体質や体の構造をしている可能性があります。

アデノイドや扁桃腺が肥大していたり、生まれつき鼻腔が狭かったり、あごが極端に小さかったり。
そういった場合は、外科手術に踏み切って、原因を根底から取り除くことが最善策となることもあります。

いずれにしても、いびきは治らない病気ではありません。
肥満体型にもかかわらず暴飲暴食を重ねたり、毎日のように深酒をして、寝る前のスマホいじりを欠かさなかったり――という人は問題外ですが、しっかりと対策や治療をしていけば、確実に改善されるはずです。

決して「たかが、いびき」と軽く考えないこと。
そして、このままではマズいなと感じたら、すぐに行動に移しましょう。

小さなこと、できることからコツコツと。

このスタンスを念頭に置きつつ、前向きにいびき対策に取り組んでみてください。

1人でも多くの方が、いびきの悩みから解放されること。
ひいては、理想的な睡眠を手に入れること。
そしてそれが、幸せな人生をもたらすこと。
本書が、そのきっかけのひとつとなれば幸いです。

白濱龍太郎

白濱龍太郎（しらはま・りゅうたろう）

睡眠、呼吸器内科、在宅医療の専門クリニック「RESM 新横浜」院長。筑波大学医学群学医学類卒業。東京医科歯科大学大学院統合呼吸器病学修了。

東京共済病院、東京医科歯科大附属病院を経て 2013 年に「RESM 新横浜」を開設。

睡眠の質や無呼吸症候群などの睡眠にまつわる病気を適切に診断するために、最新の医療機器を導入し、日本睡眠学会認定施設として専門医療を提供している。

さらに「病気を予防し、健康で幸せな人生を送るために」との観点から、睡眠の重要性をわかりやすく丁寧に説き、患者が心から満足できる睡眠を取り戻すための治療、指導を行い、多くの患者から信頼を得ている。

また、経済産業省海外支援プロジェクトに参加し、インドネシアなどの医師たちへの睡眠時無呼吸症候群の教育、医療のシステム構築や国内の睡眠医療がまだ十分に行われていない地域への睡眠センターの設立･運営に関わるなど､治療以外でも睡眠医療の普及にも尽力している。

「ジョブチューン アノ職業のヒミツぶっちゃけます！」（TBS テレビ）、「林修の今でしょ！講座」（テレビ朝日）など、数多くのメディアに取り上げられる「睡眠」の分野で、いま最も注目されている医師の一人。

『病気を治したければ「睡眠」を変えなさい』『１万人を治療した睡眠の名医が教える 誰でも簡単にぐっすり眠れるようになる方法』（アスコム）など、著作も多数。

睡眠専門医が考案した いびきを自分で治す方法

発行日　2020年 3月26日　第1刷
発行日　2023年 4月17日　第4刷

著者　白濱龍太郎

本書プロジェクトチーム
編集統括　柿内尚文
編集担当　小林英史、村上芳子
デザイン　鈴木大輔、仲條世菜（ソウルデザイン）
カバーイラスト　平澤南
本文イラスト　石玉サコ
編集協力　岡田大、景山愼也
校正　東京出版サービスセンター
DTP　G-clef

営業統括　丸山敏生
営業推進　増尾友裕、綱脇愛、桐山敦子、相澤いづみ、寺内未来子
販売促進　池田孝一郎、石井耕平、熊切絵理、菊山清佳、山口瑞穂、吉村寿美子、矢橋寛子、遠藤真知子、森田真紀、氏家和佳子
プロモーション　山田美恵、山口朋枝
講演・マネジメント事業　斎藤和佳、志水公美、程桃香

編集　栗田亘、大住兼正、菊地貴広、山田吉之、大西志帆、福田麻衣
メディア開発　池田剛、中山景、中村悟志、長野太介、入江翔子
管理部　八木宏之、早坂裕子、生越こずえ、本間美咲、金井昭彦
マネジメント　坂下毅
発行人　高橋克佳

発行所　株式会社アスコム

〒105-0003
東京都港区西新橋2-23-1　3東洋海事ビル
編集局　TEL：03-5425-6627
営業局　TEL：03-5425-6626　FAX：03-5425-6770

印刷・製本　株式会社光邦

Printed in Japan ISBN 978-4-7762-1071-9